中医临证必读经典

白 话 解

濒湖脉学

白话解

著 明·李时珍

编著 刘兴仁
李志文

全国百佳图书出版单位
中国中医药出版社
·北 京·

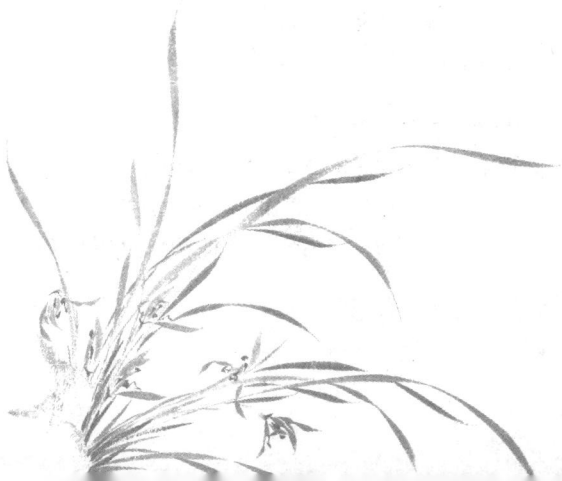

图书在版编目（CIP）数据

濒湖脉学白话解 ／（明）李时珍著；刘兴仁，李志文
编著 . -- 北京：中国中医药出版社，2025. 5.
（中医临证必读经典白话解）.
ISBN 978-7-5132-9420-1

Ⅰ. R241.1
中国国家版本馆 CIP 数据核字第 2025AA8736 号

中国中医药出版社出版

北京经济技术开发区科创十三街 31 号院二区 8 号楼
邮政编码　100176
传真　010-64405721
山东华立印务有限公司印刷
各地新华书店经销

开本 850×1168　1/32　印张 4.75　字数 103 千字
2025 年 5 月第 1 版　2025 年 5 月第 1 次印刷
书号　ISBN 978 - 7 - 5132 - 9420 - 1

定价　29.00 元
网址　www.cptcm.com

服 务 热 线　010-64405510
购 书 热 线　010-89535836
维 权 打 假　010-64405753

微信服务号　**zgzyycbs**
微商城网址　**https://kdt.im/LIdUGr**
官 方 微 博　**http://e.weibo.com/cptcm**
天猫旗舰店网址　**https://zgzyycbs.tmall.com**

如有印装质量问题请与本社出版部联系（010-64405510）
版权专有　侵权必究

　　脉诊，是最具中医特色的诊法之一，在中医诊疗体系中占有极其重要的地位。"平脉辨证"是中医临床的基本功之一，也为广大患者所熟知并接受。脉诊历史悠久，在《黄帝内经》中即有系统的论述。自晋代医家王叔和《脉经》之后，各种脉学专著层出不穷，但流传最广，应用最普遍，最为大家所熟知的，应首推《濒湖脉学》。

　　《濒湖脉学》为明代医药学家李时珍所著。李时珍（1518—1593），字东璧，晚号"濒湖山人"。李时珍的代表作有《本草纲目》《奇经八脉考》等。因本书为李时珍晚年所著，以号命书，是为"濒湖脉学"。《濒湖脉学》撷取明以前脉学之精华，载有二十七种脉，其中同类异脉的鉴别要点及脉象主病，均编成歌诀，便于记诵。其中"四言举要"系李时珍之父李言闻据宋代崔嘉彦《脉诀》删补而成。《濒湖脉学》因其说理透彻，形象生动，易学易记，故深为中医，特别是基层医务工作者和脉学爱好者喜爱。

　　《濒湖脉学白话解》原文收录了七言脉诀

及四言举要，底本采用《四库全书》本，"白话解"的体例分为提要、注释、白话解、解析四个方面。"原文"力求反映是书全貌，并依据其他版本对个别字句做了修订，其中黑体字为原文歌诀，仿宋体小字为原书作者注；"提要"，提纲挈领地将每篇所述之脉理总结出来，以便于读者抓住重点；"注释"，针对个别难读难懂的字，以拼音和直音的方式标注读音，并解释；对难以理解和容易出现歧义的知识点，做了简明扼要阐述，以帮助读者加深理解和掌握；"白话解"，则力图用忠于原文、明白晓畅、直截了当的语言，将原文译成现代书面语言，进一步帮助读者扫清理解上的障碍；"解析"部分是本书的特点，其内容针对在注释和白话解方面不便展开的某些理论进行较深入的阐述，或发皇古义，或阐释新知，或引用现代医学知识解释中医传统脉象，或从各家临床实践介绍脉证体验，意在使本书反映时代特点，加强理论深度。其中"四言举要"原歌诀并未分段，为了读者能够更好地阅读与理解，特根据内容进行分段并加标题。在本书的编写过程中，感谢我的学生郭学军、韩存所做的工作。

脉学理论，至精至微，且见仁见智。由于作者学养有限，书中疏漏甚或错误之处，恳请读者批评指正。

编者
2025 年 1 月

七言脉诀

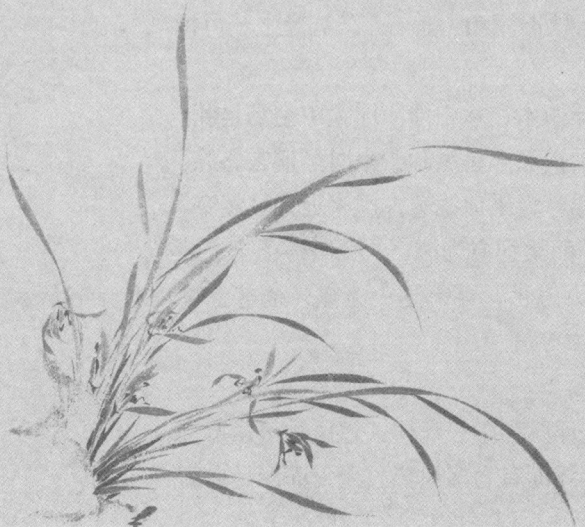

浮（阳）

【原文】

浮脉，举之有余，按之不足①（《脉经》）。**如微风吹鸟背上毛，厌厌聂聂**②（轻泛貌），**如循榆荚**③（《素问》），**如水漂木**（崔氏），**如捻葱叶**④（黎氏）。

浮脉法天，有轻清在上之名，在卦为乾，在时为秋，在人为肺，又谓之毛。太过则中坚旁虚，如循鸡羽，病在外也。不及则气来毛微，病在中也。

《脉诀》言：寻之如太过，乃浮兼洪紧之名，非浮脉也。

体状诗

　　浮脉惟从肉上行，如循榆荚似毛轻。
　　三秋得令知无恙⑤，久病逢之却可惊⑥。

相类诗

　　浮如木在水中浮，浮大中空乃是芤⑦。
　　拍拍而浮是洪脉，来时虽盛去悠悠⑧。
　　浮脉轻平似捻葱，虚来迟大豁然空⑨。
　　浮而柔细方为濡⑩，散似杨花无定踪⑪。

浮而有力为洪，浮而迟大为虚，虚甚为散，浮而无力为芤，浮而柔细为濡。

主病诗

　　浮脉为阳表病居，迟风数热紧寒拘。
　　浮而有力多风热，无力而浮是血虚。

分部诗

寸⑫浮头痛眩生风，或有风痰聚在胸。

关上脾虚肝气旺，尺中溲便⑬不流通。

浮脉主表，有力表实，无力表虚，浮迟中风，浮数风热，浮紧风寒，浮缓风湿，浮虚伤暑，浮芤失血，浮洪虚热，浮散劳极。

【提要】 本节讲浮脉的脉象与主病、浮脉与相似脉的鉴别，以及浮脉的相兼脉及其主病。

【注释】

① 举之有余，按之不足：诊脉用三种指法，轻按皮肤为浮取，又称为"举"；重度用力为沉取，又称为"按"；指力从轻到重、从重到轻左右推寻称为"寻"。此处指浮脉脉象浮取便觉得搏动有力，而稍加用力则显得没有力量了。

② 厌厌聂聂：形容脉搏如水波叠合而至的样子。厌厌，微弱之意；聂聂，叠合。

③ 榆荚：榆钱。

④ 如捻（niē 捏）葱叶：捻，此处作"按"讲，形容浮脉轻取可明显触及，再用力则应指之力稍减。

⑤ 恙（yàng 样）：病。

⑥ 久病逢之却可惊：浮脉主表证，多见于外感病的初起阶段。久病之人病位在里，多见沉脉，若反见浮脉则应高度警惕，看是否为阳气浮越于外的危重病候。

⑦ 芤：音 kōu。

⑧ 来时虽盛去悠悠：指洪脉的脉象，来势如洪水滔滔满指，而去势力度却徐徐减弱。

⑨ 虚来迟大豁（huò 或）然空：指虚脉迟缓，寸关尺三部举按皆无力。豁，开通、豁亮。

⑩ 浮而柔细方为濡（rú 如）：指濡脉的脉象浮细而软，主虚证和湿证。濡，软。

⑪ 散似杨花无定踪：指散脉举之浮散而不聚，稍加用力则像杨花一样按之若无。

⑫ 寸：脉位的寸部。诊脉分寸、关、尺三部，可分别体察上、中、下三焦的病证。

⑬ 溲便：泛指排泄二便，亦特指排尿，此指小便言。

【白话解】

浮脉之脉象，轻按皮肤即可明显触及，而稍加用力则觉脉搏力度稍减。形象比喻，即指下感觉就像抚摩微风吹起鸟背上的羽毛一样；而又似涟漪叠合而至；又似抚摩到轻飘且软的榆钱一般，还似手触及水中漂浮的木块，触之明显，按之稍弱；又像按在葱管之上，浮取即可明显触及，但稍加用力则有空虚之感。

脉象：诊察浮脉，轻按皮肤即可明显触及，感觉就像抚摩到榆钱和羽毛一样轻浮。人体在秋三月出现浮脉是正常脉象，不是病脉，而久病之人反见浮脉则应高度警觉是否为阳气浮越于外的危重之象。

相似脉：浮脉指下感觉如水漂木，若浮脉兼见脉体宽大，按之空豁，则视为芤脉；若浮脉兼见滔滔满指，来盛去衰，则应视为洪脉。正常的浮脉轻缓平和，犹如捻葱，若脉来迟缓，按之空豁无力则为虚脉；若脉浮而兼有细软之象，则为濡脉；至于脉来漫无根蒂，去来不明，好像飞散无定的杨花一样，当为散脉。

主病：浮脉多主表证。浮而兼见迟缓多见外风为病；浮而兼数之脉象，多为风热；浮而兼紧之脉象，多为风寒；若脉浮而搏动无力，则又可见于血虚之里证。

分部主病：诊脉分寸、关、尺三部，可分别体察上、中、下三焦之病证。寸部见浮脉多主上焦病变，故可见头痛、目眩，或风痰聚积于胸中；关部见浮脉多主木旺乘土、肝旺脾虚之证；尺部若见浮脉，则可见小便不利或大便不通。

【解析】

浮脉产生的病机：浮脉的产生，主要是邪侵肌表，卫阳抗邪，邪正交争，脉气鼓动于外，故应指而浮。浮脉多见于感冒和外感病的初起阶段，而素体虚弱或久病之人，也可出现浮脉，仔细体察脉多浮大无力，此与外感表证有别。

正常的生理性浮脉：由于体质瘦弱，或脉管解剖位置改变，使寸口脉管（桡动脉）浅露皮下，举指即得，常似浮脉，或外界环境温度较高时，人体表浅血管出于调节体温散热的需要而扩张，致脉管浅露，触指即得，也近似浮脉。

现代医学研究表明，当某种生理或病理因素造成人体心肌收缩力增强，心率加快，同时外周血管扩张时，舒张压下降，血管弹性阻力降低，血管对血流产生的侧压及阻抗减少，血流速度加快，可出现浮脉。素体健康者，正气盛，感外邪而发热时，机体产生反应性心率加快，心排血量增加，同时因散热的需要，机体又产生调节性血管扩张，外周血管阻力下降而出现浮而有力的浮脉象；若为阴虚阳盛之体，或有阴津亏耗时，则可呈现浮而无力的脉象。

　　临床上，浮脉常见于普通感冒、流行性感冒、大叶性肺炎初期、急性支气管炎等外感性疾病，以及急性肾小球肾炎、流行性出血热的发热期等，其可能为病毒性感染发热的一项特有表现，可作为与细菌性感染发热相鉴别的一项重要参考指标。另外，应用一些药物，如异丙肾上腺素、妥拉唑林、毛冬青和白果等，可使血管扩张，外周阻力降低，血流通利而出现浮脉，此种浮脉多为一过性，其持续时间因药物作用时间而异。

　　关于浮脉脉象为"如捻葱叶"，后世医家多有微词。以手捻葱叶，表示脉搏轻柔平和，轻手可触，无须用力切脉。按之脉力稍减的形象，并不在说明脉管空虚，否则，与"如水漂木"相矛盾。然而这样的比喻又容易使人想象葱管有边无中，按之中空的形象，有与芤脉相混淆之弊。因此，后世医家认为将浮脉做此比喻不妥，而用"如按葱管"来形容芤脉浮大中空之象更为贴切。如《脉诀汇辨》说"如捻葱叶，则混于芤脉矣"。此点供学者参考。

沉（阴）

【原文】

　　沉脉，重手按至筋骨乃得（《脉经》）。**如绵裹砂，内刚外柔**（杨氏）。**如石投水，必极其底。**

　　沉脉法地，有渊泉在下之象，在卦为坎，在时为冬，在人为肾。又谓之石，亦曰营。太过则如弹石，按之益坚，病在外也。不及则气来虚数，去如数者，病在中也。《脉诀》言缓度三关，状如烂绵者，非也。沉有缓数及各部之沉，烂绵乃弱脉，非沉也。

体状诗

水行润下脉来沉，筋骨之间软滑匀。

女子寸兮男子尺，四时如此号为平。

相类诗

沉帮筋骨自调匀，伏则推筋着骨寻。

沉细如绵真弱脉，弦长实大是牢形。

沉行筋间，伏行骨上，牢大有力，弱细无力。

主病诗

沉潜水蓄阴经病①，数热迟寒滑有痰②。

无力而沉虚与气，沉而有力积并寒③。

分部诗

寸沉痰郁水停胸④，关主中寒痛不通⑤。

尺部浊遗并泄痢⑥，肾虚腰及下元痌⑦。

沉脉主里，有力里实，无力里虚。沉则为气，又主水蓄，沉迟痼冷，沉数内热，沉滑痰食，沉涩气郁，沉弱寒热，沉缓寒湿，沉紧冷痛，沉牢冷积。

【提要】　本节讲沉脉的脉象与主病、沉脉与相似脉的鉴别，以及沉脉的相兼脉及其主病。

【注释】

① 沉潜水蓄阴经病：指沉脉主水饮内停。水饮为有形之邪，阻碍气血不得外达，沉于里，故见沉脉，一般表现为沉

实有力。

② 数热迟寒滑有痰：数脉主热证，迟脉主寒证。而滑脉主痰饮是因痰饮为有形之邪，壅盛于内，气实血涌，故可见往来流利、应指圆滑之滑脉。

③ 沉而有力积并寒：积：指气、血、痰、食等聚积于体内而成的有形包块，固定不移的病证。这类病证多为实证，故脉象多见沉实有力。沉脉主寒证多为里实寒证。《灵枢·百病始生》云："积之始生，得寒乃生，厥乃成积也。"

④ 寸沉痰郁水停胸：脉诊的寸、关、尺三部，分主上、中、下三焦病证，若本部见沉脉，则可见于痰饮停于胸部的上焦病证。

⑤ 关主中寒痛不通：关部可反映中焦病变。中焦脾胃寒凝气滞所致的脘腹疼痛可见关部沉脉。

⑥ 尺部浊遗并泄痢：尺部可反映下焦病证。淋浊、遗尿、遗精、泄泻、痢疾等下焦疾病可在尺部触及沉脉。

⑦ 肾虚腰及下元痌（tōng 通）：尺脉可反映肾之病变，如肾虚腰痛则可触及尺部沉脉。下元，下焦，包括肾。痌，疼痛。

【白话解】

沉脉的脉象要重按至筋骨之间才能触及，指下感觉犹如棉絮包裹的砂石，里面坚硬而外表柔软，又如投石入水，须深及水底，才可触及。

脉象：水的特性是滋润下行，沉脉也如水性下行一样重按始得，若沉脉兼见柔滑均匀可视为常脉。女子寸部沉脉、男子尺部沉脉，可因性别差异所致，四季均如此也可视为常脉。

　　相类脉：沉脉的脉象在筋骨之间柔和、均匀地搏动，若重按至筋骨始得则为伏脉；若沉细柔软如绵则为弱脉；若脉沉而弦大有力，则为牢脉。

　　主病：沉脉可主水停于内的阴经疾病，沉数主里热、沉迟主里寒，而沉滑主痰饮水肿。沉而无力为里虚，沉而有力主积滞及实寒。

　　分部主病：寸部的沉脉可见水停于胸，关部沉脉可见脾胃寒凝气滞。尺部沉脉可见淋浊、遗尿、泄痢，也可见于肾中精气不足所致之腰痛。

　　【解析】

　　沉脉主里证，有力为里实，无力为里虚。若邪郁于里，气血内困，则脉沉有力；若脏腑虚弱，正气不足，阳虚气陷，不能升举，脉气鼓动无力，则脉沉而无力。

　　沉脉的形成，可能与心搏量降低（或正常），周围血管收缩，外周阻力增加有关。多见于慢性心力衰竭、主动脉瓣狭窄、慢性缩窄性心包炎等心脏疾病。脉位沉而脉象从容和缓、有神有根，可见于少数无病健康之人，以肥胖者居多。

迟（阴）

　　【原文】

　　迟脉，一息三至，去来极慢（《脉经》）。

　　迟为阳不胜阴，故脉来不及。《脉诀》言：重手乃得，是有沉无浮。一息三至，甚为易见。而曰隐隐、曰状且难，是涩脉矣，其谬可知。

体状诗

迟来一息至惟三①，阳不胜阴气血寒②。

但把浮沉分表里③，消阴须益火之原④。

相类诗

脉来三至号为迟，小快于迟作缓持⑤。

迟细而难知是涩⑥，浮而迟大以虚推⑦。

三至为迟，有力为缓，无力为涩，有止为结，迟甚为败，浮大而软为虚。黎氏曰：迟小而实，缓大而慢；迟为阴盛阳衰，缓为卫盛营弱，宜别之。

主病诗

迟司脏病或多痰，沉痼癥瘕仔细看⑧。

有力而迟为冷痛⑨，迟而无力定虚寒⑩。

分部诗

寸迟必是上焦寒⑪，关主中寒痛不堪⑫。

尺是肾虚腰脚重⑬，溲便不禁疝牵丸⑭。

迟脉主脏，有力冷痛，无力虚寒。浮迟表寒，沉迟里寒。

【提要】 此段讲迟脉的脉象和主病，以及相似脉和相兼脉的脉象及主病。

【注释】

① 一息至惟三：古人多用呼吸次数计算脉搏次数。一息，即为一次呼吸。常人一般一次呼吸，脉搏应跳四次或五次（70～80次/分）。每次呼吸脉跳三次，应视为迟脉。

②　阳不胜阴气血寒：指阳气虚弱、阳不制阴，阴寒之气内盛，导致寒凝血滞。

③　但把浮沉分表里：诊察迟脉时还应分清病位之表里。浮迟为表寒，沉迟为里寒。

④　消阴须益火之原：指对于阳虚不能制阴，而使阴寒之气相对偏盛的病证，宜采用"补阳以抑阴"的治法，古人称之为"益火之源，以消阴翳"。益火，即补阳。阴翳，指由阳虚失煦所致的各种虚寒证象。

⑤　小快于迟作缓持：持，作"看待"讲。指缓脉的脉象比迟脉稍快而比常人之脉缓慢。

⑥　迟细而难知是涩：指涩脉的脉象迟细兼涩滞不畅。

⑦　浮而迟大以虚推：指虚脉的脉象迟缓兼浮大而软。

⑧　沉痼癥瘕仔细看：癥瘕，指腹腔内包块，多由于气滞血瘀而致。痰浊阻滞，气滞血瘀，有形之邪积聚于内，脉道不利，故见迟脉。

⑨　有力而迟为冷痛：迟脉主寒，有力为实寒，寒凝血滞，气血不通，不通则痛。

⑩　迟而无力定虚寒：迟脉主寒，迟而无力为虚寒。阳气虚衰，阴寒之气相对亢盛，此称为虚寒，当采用补阳的治法。

⑪　寸迟必是上焦寒：寸主上焦，迟脉主寒证，寸部迟脉当主上焦寒性病变。

⑫　关主中寒痛不堪：关主中焦，关部见迟脉，可见于中焦脾胃寒凝气滞的痛证。

⑬　尺是肾虚腰脚重：尺主下焦，尺部见迟脉，可见于肾阳虚衰，腰膝酸软，两足沉重无力等肾虚之证。

⑭ 溲便不禁疝牵丸：肾司二便，尺部迟脉，可主肾阳虚衰，封藏不固，故见大、小便失禁，也可见于寒疝，症见少腹疼痛，牵引睾丸。

【白话解】

迟脉的脉象是一次呼吸时间内仅触及三次跳动，所以脉搏的起落均极缓慢。

脉象：迟脉的脉跳是一次呼吸之间仅三次。其成因可能是阳虚阴盛，气血不足，虚寒内生。诊察迟脉还应注意浮沉变化以辨清病位的表里，而治疗虚寒应采用补阳以抑阴的方法。

相类脉：一次呼吸之间脉跳只有三次即为迟脉，而比迟脉稍快些的称为缓脉；迟脉兼细小且往来艰涩的称涩脉；而迟脉兼浮大无力的即为虚脉。

主病：迟脉多主内部五脏病证，也有的是痰饮内停。应仔细分析是否为沉寒痼疾、癥瘕积聚等。若迟而有力则常见于积寒疼痛的实寒证，而迟而无力则是虚寒证了。

分部：寸部见迟脉多主上焦寒性病变；关部见迟脉多主脾胃失调，脘腹冷痛；尺部的迟脉，多主肾虚腰酸腿软，两足沉重无力，或见于二便失禁及寒疝作痛的下焦病变。

【解析】

迟脉多由寒性病变引起：寒属阴，主静。寒凝气滞，阳气鼓动无力，气血运行缓慢，故脉象见迟。迟而有力为冷积实证；迟而无力多属虚寒。邪热结聚，阻滞血脉运行，也可见迟脉，但迟而有力，按之必实，如伤寒阳明病脉迟可下之类。故脉迟不可一概认为是寒证，当脉症合参。常见于现代医学中甲状腺功能低下、营养不良等疾病。

生理性迟脉：可见于正常健康人，尤其是长期从事体育锻炼的运动员。老年人、妇女产后见到迟脉，也可为生理性变化。但老年人应注意除外冠状动脉粥样硬化性心脏病的病态窦房结综合征等病理性因素。

临床上，多见神经性迟脉和心脏性迟脉。神经性迟脉见于迷走神经过度紧张或反射性迷走神经兴奋，如各种病因所致的颅内压升高、梗阻性黄疸、神经官能症、呕吐或尿路结石绞痛时等；心脏性迟脉常见于心脏自身的病变，如冠心病、心肌炎、心肌病、心肌肿瘤、风湿性心脏病、急性心肌梗死等。

药物性迟脉：常由于服用利血平、普萘洛尔、洋地黄等药物所致。

数（阳）

【原文】

数脉，一息六至①（《脉经》）。**脉流而薄疾**②（《素问》）。

数为阴不胜阳，故脉来太过。浮、沉、迟、数，脉之纲领。《素问》《脉经》皆为正脉。《脉诀》立七表、八里，而遗数脉，止歌于心脏，其妄甚矣。

体状诗

数脉息间常六至，阴微阳盛必狂烦③。

浮沉表里分虚实④，惟有儿童作吉看⑤。

相类诗

数比平人多一至⑥，紧来如索似弹绳⑦。

数而时止名为促⑧，数见关中动脉形⑨。

数而弦急为紧，流利为滑，数而有止为促，数甚为疾，数见关中为动。

主病诗

数脉为阳热可知⑩，只将君相火来医⑪。

实宜凉泻虚温补⑫，肺病秋深却畏之⑬。

分部诗

寸数咽喉口舌疮⑭，吐红⑮咳嗽肺生疡。

当关胃火并肝火⑯，尺属滋阴降火汤⑰。

数脉主腑，有力实火，无力虚火。浮数表热，沉数里热。气口数实肺痈，数虚肺痿。

【提要】 此段讲数脉的脉象和主病，以及相似脉和相兼脉的脉象及主病。

【注释】

① 一息六至：指一次呼吸时间内脉搏动六次。常脉一般一息不超过五次。

② 脉流而薄疾：数脉主热，热迫血行，气血运行加速，故脉跳急快。

③ 阴微阳盛必狂烦：数脉主阴虚或阳胜导致的热证。邪热扰动心神，故见心烦，甚或躁狂。

④ 浮沉表里分虚实：诊察到数脉时，还应注意分清部位的深浅和力度的虚实。浮数为表热，沉数为里热；数而有力

为实热，无力而数为虚热。

⑤　惟有儿童作吉看：小儿为纯阳之体，脉率比常人为快，故一息六至可视为正常之脉。

⑥　数比平人多一至：常脉一般一息五至，数脉则一息六至以上。

⑦　紧来如索似弹绳：指紧脉的脉象来势紧急，有如牵绳转索，左右弹指。

⑧　数而时止名为促：指促脉的脉象是脉来急数，伴有无规律间歇。

⑨　数见关中动脉形：指动脉的脉象为关部触及数脉，脉体短小。

⑩　数脉为阳热可知：数脉属阳，主热证。

⑪　只将君相火来医：人体之火分为君火和相火，君火即心火，相火在这里可理解为肾火。数脉主火热，多表现在心火和肾火。

⑫　实宜凉泻虚温补：若实热证当用苦寒药直泻其热，而虚火则可用温补之法。火热之证何以用温补之法？其说法有二：一是治疗肾阴虚之相火妄动，宜用温药"引火归原"；二是认为脾阳气不足而下陷，郁而化热，治疗宜用温补，即"甘温除热"。

⑬　肺病秋深却畏之：秋天燥气最盛，肺为娇脏，肺热本已伤阴加之秋燥伤肺，自然病势愈重。

⑭　寸数咽喉口舌疮：寸部数脉主上焦火盛，故可见咽喉肿痛，口舌生疮。

⑮　吐红：这里指咯血，系由邪热犯肺所致。

⑯ 当关胃火并肝火：诊脉左关候肝胆、右关候脾胃。关部见数脉多可见于肝火及胃火。

⑰ 尺属滋阴降火汤：尺部见数脉多主阴虚火旺，自然应采用滋阴降火之方药。

【白话解】

数脉的脉象为一次呼吸时间内，脉跳六次。血流加速，脉搏增快。

脉象：数脉在一次呼吸时间内，脉跳常达六次。阴虚阳亢，火热内扰，故可见心烦狂躁。还应注意脉位的深浅和力度大小，以分清热的表里虚实。只有儿童见数脉可视为正常。

相类脉：数脉与常脉比较一息多一至，而脉来似绷急牵绳转索则为"紧"脉；数脉见无规律间歇的称为"促"脉；而关部见数脉则为"动"脉。

主病：数脉主热证，故属阳，多表现为心经、肾经的火热。实热宜苦寒清热，虚火则可用温补，但肺病阴伤之人在深秋触及数脉恐怕预后不良。

分部主病：寸部的数脉主上焦病变，可见咽喉肿痛，口舌生疮，或因肺热脓疡而出现咳嗽、咯血。关部主胃火和肝火，而尺部数脉多主阴虚火旺，应采用滋阴降火方药。

【解析】

数脉主热证：邪热亢盛，气血运行加速，故见数脉，必数而有力；久病阴虚，虚热内生，脉也见数，必数而无力；若阳虚外浮而见数脉，必数大而无力，按之豁然而空。另外，数脉可发展为疾脉，转变为解索脉。

现代医学认为，各种生理或病理因素引起的心率加快、血液循环加速是导致数脉的主要原因。如剧烈的体力活动，饮酒，喝咖啡、浓茶，情绪激动等；某些病理因素如发热、贫血、缺氧等也可导致数脉。

临床上，数脉本身在多数情况下并无特异性诊断意义。但数脉却像发热症状一样，常是多种疾病的重要体征之一。

滑（阳中阴）

【原文】

滑脉，往来前却①，**流利展转**②，**替替然如珠之应指**③（《脉经》）。**漉漉如欲脱**④。

滑为阴气有余，故脉来流利如水。脉者，血之府也。血盛则脉滑，故肾脉宜之；气盛则脉涩，故肺脉宜之。

《脉诀》云：按之即伏，三关如珠，不进不退。是不分浮滑、沉滑、尺寸之滑也，今正之。

体状相类诗

　　　　滑脉如珠替替然⑤，往来流利却还前⑥。
　　　　莫将滑数为同类⑦，数脉惟看至数间⑧。

滑则如珠，数则六至。

主病诗

　　　　滑脉为阳元气衰⑨，痰生百病食生灾⑩。
　　　　上为吐逆下蓄血⑪，女脉调时定有胎⑫。

分部诗

寸滑膈痰生呕吐[13]，吞酸舌强或咳嗽[14]。
当关宿食肝脾热[15]，渴痢癫淋看尺部[16]。

滑主痰饮，浮滑风痰，沉滑实痰，滑数痰火，滑短宿食。《脉诀》言：关滑胃寒，尺滑脐似水。与《脉经》言关滑胃热，尺滑血蓄，妇人经病之旨相反，其谬如此。

【提要】 此段讲滑脉的脉象、主病，以及相似脉、相兼脉的脉象及主病。

【注释】

① 往来前却：一来一往，一前一后。却：退后意。

② 流利展转：指滑脉往来流利，连续不断。

③ 替替然如珠之应指：滑脉往来流利，应指圆滑，如珠走盘。替替，交替不断。

④ 漉漉如欲脱：滑脉的搏动有如水珠渗脱之状。漉漉，不断渗出的水珠。

⑤ 滑脉如珠替替然：比喻滑脉的脉象有如珍珠在玉盘中滚动，连绵不断。

⑥ 往来流利却还前：滑脉应指圆滑流利，前后不断。

⑦ 莫将滑数为同类：滑脉和数脉不可混淆。数脉是跳动次数快，而滑脉除次数可能较快外，还应兼有往来流利，应指圆滑之象。

⑧ 数脉惟看至数间：强调数脉的特征是一息六至，跳动次数快。

⑨ 滑脉为阳元气衰：滑脉为阳脉，一般认为主痰饮、食积等实证，为何又称元气虚衰？其说不一，如《脉理求真》

认为，或以气虚不能统摄阴火，脉见滑利者有之；也有人认为是因元气衰微，不能摄持肝肾之火，以致血分有热，脉象见滑的。录此备参。

⑩ 痰生百病食生灾：痰饮、食积等实邪壅盛于内，气实血涌，故见往来流利，应指圆滑之滑脉。

⑪ 上为吐逆下蓄血：滑脉主痰饮导致胃失和降、胃气上逆的呕吐，也可主气血运行不利而见血蓄于下焦的蓄血证。

⑫ 女脉调时定有胎：滑脉不可尽视为病脉。如女子妊娠期，因气血充盛，常可触及滑脉。

⑬ 寸滑膈痰生呕吐：寸部见滑脉可主胸膈以上的上焦痰饮，肺的宣降失常导致咳喘，呕吐痰涎。

⑭ 吞酸舌强或咳嗽：寸部主心肺之上焦病变。心开窍于舌，痰浊阻滞心窍，可见舌强、言语不利。心肝火旺，胃失和降，可见呕吐酸水。在肺则可见咳嗽、气喘。

⑮ 当关宿食肝脾热：关部滑脉反映中焦病变。肝的阳气亢奋，木旺乘土，肝脾不和或肝气犯胃而致脾胃升降运化失常，故可见食积于内。

⑯ 渴痢癫（tuí 颓）淋看尺部：癫，即癫疝，病名，指寒湿引起的阴囊肿大。尺部滑脉多主下焦病变，可见消谷善饥，多饮多尿的"消渴"；也可见湿热蕴结膀胱，小便不利的"淋证"；又可见湿热阻滞大肠的痢疾；还可见于阴囊坠胀疼痛的癫疝。

【白话解】

滑脉的脉象，往来流利，应指圆滑，如盘走珠，持续不绝，又像不断滚动的水珠。

脉象及相类脉：滑脉如盘走珠，往来流利，持续不断。不要将数脉与滑脉相混淆，数脉的体察唯有看一息几至。

主病：滑脉为阳脉，主人体元气虚衰，或主痰饮、食积，或主在上的呕吐或在下的瘀血。育龄女子无病见滑脉可能为受孕。

分部主病：寸部见滑脉主上焦病变，可见痰饮、咳喘或反酸呕吐，或舌体僵硬、语言不利。关部滑脉主中焦病变，宿食停滞，肝脾内热。尺部滑脉多主下焦病变，可见消渴、痢疾、小便不利及癫疝等。

【解析】

滑脉多主痰饮、食滞、实热，其脉多因实邪壅盛于内，气实血涌所致，故脉往来流利，应指圆滑。若滑脉按之无力，是由元气虚衰所致。

现代医学研究表明，滑脉系血管弹性良好，内膜壁柔滑，外周阻力正常或降低时，血液黏稠度降低，致使血流速度加快而呈现血管收缩迅速、脉搏起落快速的状态。

临床上，滑脉是贫血患者的重要脉象，亦见于风湿性疾病、水肿、急慢性胃肠炎、急性白血病、恶性肿瘤恶化期、外感发热等。

生理性滑脉，常见于妊娠期妇女，多出现在妊娠期的2～9个月；也可见于年轻体健者，或健康人运动后、饭后、酒后、浴后等。《中医脉学应用新进展》认为有42.9%的健康人可呈现轻滑脉。

药物性滑脉，可见于服用活血化瘀药物、注射肝素及输入大量液体等。

涩（阴）

【原文】

涩脉，细而迟，往来难①，短且散②，或一止复来③（《脉经》）。参伍不调④（《素问》）。如轻刀刮竹⑤（《脉诀》）。如雨沾沙⑥（《通真子》）。如病蚕食叶⑦。

涩为阳气有余，气盛则血少，故脉来塞滞，而肺宜之。《脉诀》言：指下寻之似有，举之全无。与《脉经》所云绝不相干。

体状诗

细迟短涩往来难，散止依稀应指间⑧。

如雨沾沙容易散，病蚕食叶慢而艰。

相类诗

参伍不调名曰涩，轻刀刮竹短而难。

微似秒芒微软甚⑨，浮沉不别有无间⑩。

细迟短散，时一止曰涩。极细而软，重按若绝曰微。浮而柔细曰濡，沉而柔细曰弱。

主病诗

涩缘血少或伤精⑪，反胃亡阳汗雨淋⑫。

寒湿入营为血痹⑬，女人非孕即无经⑭。

分部诗

寸涩心虚痛对胸，胃虚胁胀察关中⑮。

尺为精血俱伤候，肠结溲淋或下红⑯。

涩主血少精伤之病，女子有孕为胎病，无孕为败血。杜光庭云：涩脉独见尺中形。同代，为死脉。

【提要】　此段讲涩脉的脉象、主病，以及相似脉、相兼脉的脉象及主病。

【注释】

① 往来难：指涩脉往来艰涩不畅，与滑脉相反。

② 短且散：指涩脉脉象除往来艰涩外，还可兼见脉幅首尾俱短，不能满部，以及浮大虚散无根之象。

③ 一止复来：脉律不齐，时有一止。

④ 参伍不调：脉律参差错杂，不甚调匀。参伍：错综之意。

⑤ 轻刀刮竹：形容涩脉脉象有如用很轻的刀子去刮竹片，有艰涩不畅之感。

⑥ 如雨沾沙：像雨点粘结的沙团一样，稍触即散。亦有解为雨落沙上，涩滞难流。备参。

⑦ 病蚕食叶：涩脉有如病蚕进食桑叶，缓慢而艰难。

⑧ 散止依稀应指间：指涩脉指下感觉与散脉和歇止相似。

⑨ 微似秒芒微软甚：指微脉极细极软，有如禾芒。秒芒，即禾芒。

⑩ 浮沉不别有无间：指微脉无论是浮取和沉取，都似有似无，按之欲绝。

⑪ 涩缘血少或伤精：涩脉的出现可因血液虚亏，精气损伤，脉道枯涩不利所致。

⑫ 反胃亡阳汗雨淋：反胃，即胃气上逆而致呕吐；亡阳，指汗出过多而阳气亡失。剧烈呕吐或大量汗出，可致津

伤血瘀，脉道不利，故可见涩脉。

⑬ 寒湿入营为血痹：血得温则行，得寒则凝。寒湿入于营血，寒凝血滞，故亦可见涩脉。

⑭ 女人非孕即无经：女子孕期见涩脉，为精血虚亏，不得安胎；无孕而见涩脉可因精血不足而致闭经。此外，对此句另有说法二：一是认为涩主孕，见于三月；二是认为非孕就是不能怀孕。然详考时珍自注："涩主血少精伤之病，女子有孕为胎病，无孕为败血。"其义自明。

⑮ 胃虚胁胀察关中：关部涩脉，可主胃气虚损、肝失疏泄而见胁肋胀满不适。

⑯ 肠结溲淋或下红：尺部涩脉主下焦病变，可见大便秘结，小便不利，甚或便血。另有一说，下红指女子崩漏，录此备参。

【白话解】

涩脉的脉象，细而迟缓，往来艰难，脉体短而散漫，偶见歇止，错综不调匀。有如轻刀刮竹，艰涩不畅；又如雨沾沙团，稍按即散；又似病蚕食叶，缓慢而艰难。

脉象：涩脉细而迟缓，脉体短小，涩滞不畅，往来艰难，似散似止依稀难辨于指间。有如雨沾沙团，稍按即散；又如病蚕食叶，缓慢而艰难。

相类脉：脉见参差错杂，不甚调匀称为涩脉，有如轻刀刮竹，短涩不畅。微脉与涩脉略有相似，但其如禾芒一样极其微软，无论浮取或沉取，都觉似有若无。

主病：涩脉产生可因精伤血少、脉道枯涩，也可因剧烈呕吐、汗出过多而致。寒湿入于营血导致血脉痹阻，女子孕期精血不足或闭经时，亦可见涩脉。

分部主病：寸部涩脉可主心气血亏虚不畅而见胸痛；关部涩脉可主胃气虚弱，肝失疏泄而见胸胁胀痛；尺部涩脉多主精血两伤，可见大便秘结，小便不利，甚或便血。

【解析】

涩脉主伤精、血少、气滞血瘀、夹痰、夹食等。因其精亏血少，脉道不利，血行不畅，脉气往来艰涩，证因虚损，故脉涩无力；气滞血瘀或痰食内阻，致使气机不畅，血行不利，亦可见涩脉。

现代医学研究认为，高血脂可使血液的凝固性和黏稠度增加，导致血液在血管内流动缓慢，出现涩脉；高红细胞血症时，血液黏稠度增加，可见涩脉；频繁的腹泻、呕吐、大汗或利尿太过，造成严重的失水现象时，因脱水而血液浓缩，亦形成涩脉。

临床上，动脉硬化、高脂血症、严重吐泻、真性红细胞增多症、慢性肺源性心脏病等，常可见到涩脉。

关于涩脉"参伍不调"，大多医家直释为"三五不齐"。似为不妥，易与"结脉"相混。考"参伍不调"，出自《黄帝内经》，根据前后文义，也未指明"三五不齐"。但涩脉主气滞血瘀，脉律偶见一止，于理亦通。而偶见一止与"三五不齐"义理有别，读者自辨。

虚（阴）

【原文】

虚脉，迟大而软①，**按之无力，隐指豁豁然空**②（《脉经》）。

崔紫虚云：形大力薄，其虚可知。《脉诀》言：寻之不足，举之有余。止言浮脉，不见虚状。杨仁斋言：状似柳絮，散漫而迟。滑氏言：散大而软，皆是散脉，非虚也。

体状相类诗

举之迟大按之松，脉状无涯类谷空③。
莫把芤虚为一例，芤来浮大似慈葱④。

虚脉浮大而迟，按之无力。芤脉浮大，按之中空。芤为无血，虚为血虚。浮散二脉见浮脉。

主病诗

脉虚身热为伤暑⑤，自汗怔忡惊悸多⑥。
发热阴虚须早治，养营益气莫蹉跎⑦。

分部诗

血不荣心寸口虚⑧，关中腹胀食难舒⑨。
骨蒸痿痹伤精血⑩，却在神门两部居⑪。

经曰：血虚脉虚。曰：气来虚微为不及，病在内。曰：久病脉虚者死。

【提要】

此段讲虚脉的脉象、主病，以及相似脉、相兼脉的脉象及主病。

【注释】

① 迟大而软：虚脉来势迟缓，脉体宽大但举之无力，按

之空虚。

②　隐指豁豁然空：虚脉隐隐搏动于指下，按之豁然空虚。

③　脉状无涯类谷空：指虚脉的脉象是指下豁然空虚，像无边无际的空谷一般。

④　莫把芤虚为一例，芤来浮大似慈葱：虚脉和芤脉都可见脉象浮大，但虚脉三部举按皆无力，而芤脉似慈葱般边实而中空。慈葱：食用葱的一种。

⑤　脉虚身热为伤暑：暑性炎热，易伤津耗气，气阴两伤，故可见虚脉。

⑥　自汗怔忡惊悸多：心主神志，在液为汗。无论是外感或内伤，汗出过多均可损伤心神，出现惊悸怔忡。惊悸怔忡：症状名，一般指较剧烈的心慌、心跳，伴有惊悸感。

⑦　发热阴虚须早治，养营益气莫蹉跎：阴虚内热之人常见低热、盗汗，导致气阴两伤，故应早治，多采用滋阴兼益气的治法。

⑧　血不荣心寸口虚：寸部虚脉主上焦虚损，多见于心的气血不足。

⑨　关中腹胀食难舒：关部虚脉主中焦虚损，脾胃气虚，运化减退，故可见脘腹胀满，纳食难化。

⑩　骨蒸痿痹伤精血：骨蒸，指阴虚内热，犹自骨髓透发。痿痹，病名，指肢体痿软无力，甚或痿废不用。此类皆属虚证，故可见虚脉。

⑪　却在神门两部居：指痿痹等下焦虚损病变可在尺部触及虚脉。神门：尺部脉的别称，见于王叔和《脉经》，其曰：

"神门决断两在关后"，非指手少阴心经的"神门穴"。

【白话解】

虚脉的脉象来势迟缓，脉体宽大但触之无力，隐隐搏动于指下，按之豁然空虚。

脉象及相类脉：虚脉轻取迟缓而大，稍加用力更觉松软无力，指下豁然空虚犹如无涯空谷一般。但虚脉与芤脉不可混同，芤脉虽然也有浮大之象，但仔细体察却像触及葱管一样外坚而中空。

主病：夏季脉虚身热可因外感暑热，耗气伤津所致，汗出过多损及于心，可见心慌心跳并伴有惊慌恐惧。阴虚内热须尽早治疗，养阴益气而莫失时宜。

分部主病：寸部虚脉可主阴血不足，血不养心。关部虚脉可因脾胃虚损，纳食难化。而两尺部的虚脉可主骨蒸潮热，精血内伤或肢体痿软无力，甚至不用。

【解析】

虚脉产生的病机是气虚不足以运其血，故脉来无力；血虚不足以充其脉，故按之空虚。

现代医学认为，虚脉产生的机制是血容量减少，血管充盈度不够；心脏衰弱，搏动无力，心搏出量减少；外周血管阻力降低，血压下降等。

临床上，可见于心脏功能衰弱、低血压、贫血及休克病证。

实 (阳)

【原文】

实脉，浮沉皆得[①]**，脉大而长微弦**[②]**，应指愊愊然**[③]（《脉经》）。

愊愊，坚实貌。《脉诀》言：如绳应指来，乃紧脉，非实脉也。

体状诗

浮沉皆得大而长，应指无虚愊愊强。

热蕴三焦成壮火[④]，通肠发汗始安康[⑤]。

相类诗

实脉浮沉有力强，紧如弹索转无常[⑥]。

须知牢脉帮筋骨[⑦]，实大微弦更带长[⑧]。

浮沉有力为实，弦急弹指为紧，沉而实大微弦而长为牢。

主病诗

实脉为阳火郁成[⑨]，发狂谵语吐频频[⑩]。

或如阳毒或伤食[⑪]，大便不通或气疼[⑫]。

分部诗

寸实应知面热风，咽疼舌强气填胸[⑬]。

当关脾热中宫满[⑭]，尺实腰肠痛不通[⑮]。

经曰：血实脉实。曰：脉实者，水谷为病。曰：气来实强是谓太过。《脉诀》言尺实小便不禁，与《脉经》尺实小腹痛、小便难之说相反。洁古不知其谬，诀为虚寒，药用姜附，愈误矣。

【提要】　此段主要讲实脉的脉象、主病，以及相似脉、相兼脉的脉象和主病。

【注释】

① 浮沉皆得：实脉无论是浮取或沉取皆有力。

② 脉大而长微弦：实脉脉体宽大而长兼有弦象。

③ 应指幅（bì 必）幅然：指下感觉坚实有力。幅幅，坚实之意。

④ 热蕴三焦成壮火：实热之邪郁结于三焦，可致三焦火热。壮火：语出《素问》，指阳气有余，导致实火。

⑤ 通肠发汗始安康：实热证在病位上有表里之分。在表的实热可解表发汗散热；而在里的实热则可通腑泻火以清泻里热，即所谓"釜底抽薪"。

⑥ 紧如弹索转无常：紧脉虽然也搏动有力，但其特征是脉来绷急，有如牵绳转索，左右弹指而有别于实脉。

⑦ 须知牢脉帮筋骨：牢脉虽然也搏动有力，但必须沉取推筋着骨始得，不像实脉无论沉取或浮取都坚实有力。

⑧ 实大微弦更带长：指牢脉实大弦长，也有与实脉相似之处。

⑨ 实脉为阳火郁成：实脉属阳，可因火热郁结而形成。

⑩ 发狂谵语吐频频：火热之邪扰动心神，可以出现狂躁妄动，胡言乱语。邪热犯胃，胃失和降则可见呕吐频频。

⑪ 或如阳毒或伤食：实脉有的见于阳热郁结于局部或内伤食滞积于胃肠。

⑫ 大便不通或气疼：大便不通则腑气不畅，气滞不通，

不通则痛。

⑬ 咽疼舌强气填胸：寸部实脉可主上焦火热。"喉为肺之门户"，故肺热可见咽喉肿痛；心开窍于舌又主神志，故火热扰心可见舌体僵硬，语言不利，气满填胸，神识不爽。

⑭ 当关脾热中宫满：关部实脉可主脾胃蕴热，脘腹胀满。中宫：指脾胃。因脾胃位于人体中焦，故有此称。

⑮ 尺实腰肠痛不通：尺部实脉主下焦病变，临床可见腰部疼痛、大肠积滞、便秘等。

【白话解】

实脉的脉象无论浮取或沉取都可明显触及，脉体宽大而长、略有弦象，指下感觉坚实有力。

脉象：实脉浮取沉取皆宽大而长，指下坚实，搏动有力。邪热蕴结而成三焦实火，采用解表发汗或通腑泄热法可得康复。

相类脉：实脉浮取或沉取均坚实有力，而紧脉则如牵绳转索，左右弹指；牢脉的特点是只有沉取方可触及，脉象坚实微弦，脉体宽大而长。

主病：实脉属阳，主火热亢盛，可见狂躁胡言或呕吐频频。有的为阳热蕴结，有的为内伤食滞、大便不通或腹部胀满疼痛。

分部主病：寸部实脉主头面部风热，见咽喉肿痛，舌体僵硬或气结于胸；关部实脉主脾胃蕴热见脘腹胀满；尺部实脉可见腰痛，大便不通。

【解析】

实脉的脉象是三部脉举按皆有力，见于临床各种实证。

其产生的机制是邪气亢盛而正气相对不衰，邪正剧烈交争，功能亢奋，气血壅盛，充实于脉道，故应指有力。

　　现代医学认为，实脉的出现，其血容量、心搏出量和外周血管阻力均正常或稍高。

　　临床上可见于高热、大便秘结、精神亢奋或狂躁等病证。

　　实脉主实证，从病性看当有实热、实寒之别，而李时珍所举多为实热，几未涉及实寒，读者当注意分辨。

长（阳）

【原文】

长脉，不大不小①，**迢迢自若**②（朱氏）。**如循长竿末梢，为平**③；**如引绳，如循长竿，为病**④（《素问》）。

长有三部之长，一部之长，在时为春，在人为肝；心脉长，神强气壮；肾脉长，蒂固根深。经曰：长则气治，皆言平脉也。

体状相类诗

过于本位脉名长⑤，弦则非然但满张⑥。

弦脉与长争较远⑦，良工尺度自能量⑧。

实、牢、弦、紧皆兼长脉。

主病诗

长脉迢迢大小匀，反常为病似牵绳⑨。

若非阳毒癫痫病，即是阳明热势深 ⑩。

长主有余之病。

【提要】 此段讲长脉的脉象和主病，以及相似脉和相兼脉的脉象及主病。

【注释】

① 不大不小：指脉位既不过大，又不过小，属正常脉位。

② 迢迢自若：脉体悠长而柔和自如。

③ 如循长竿末梢，为平：喻触摸长脉如手持长竿末梢一样，悠长柔和而有弹性，这是正常脉象。

④ 如引绳，如循长竿，为病：如果有的长脉如拉紧的绳索一样，毫无柔和之象，或者像循摸到长竿一样唯有硬直之象，则属于病脉。

⑤ 过于本位脉名长：指脉位超过寸、尺部位，如超过寸部至鱼际的称为"溢脉"，而向下超过尺部的又称"覆脉"。

⑥ 弦则非然但满张：弦脉与长脉不同，其脉气紧张如按琴弦，缺乏柔和之象。

⑦ 弦脉与长争较远：长脉与弦脉比较，其脉体比弦脉更长。

⑧ 良工尺度自能量：长脉虽与弦脉有相似之处，但高明的医生还是能够正确分辨。

⑨ 长脉迢迢大小匀，反常为病似牵绳：长脉应见柔和之象，若反见牵绳般紧张，即为反常的病脉。

⑩ 若非阳毒癫痫病，即是阳明热势深：长脉可主阳热亢盛，邪热夹痰扰乱神明，即可见癫痫。或邪热蕴结于肠胃导

致高热，大便干结不通。阳明：本意为手阳明大肠经、足阳明胃经，这里指胃肠。

【白话解】

长脉的脉象为脉体不大不小，有如触摸长竿末梢一样，悠长、柔和而和缓自如，是为正常脉象。但如果像触及拉紧的绳索一样缺乏柔和之感，或像循摸到长竿一样唯有硬直之象，则是病脉。

体状及相类脉：脉体超过寸部和尺部的即为长脉，弦脉与长脉不同，缺乏柔和之象而紧张度高。弦脉与长脉的区别在于脉体的长与短，高明的医生自然能够分辨。

主病：长脉来时大小均匀，柔和而悠长。若脉来如牵绳般紧张，则为病脉。或可见痰火内扰之癫痫，或可见热结胃肠之里热炽盛。

【解析】

长脉主肝气有余，阳盛内热。因其邪热内盛，鼓动气血充斥于脉道，故有此脉象。其特征是首尾端直，超过本位。长脉有常脉和病脉之分。若脉长而柔和舒缓，是气血充盈，脉道流畅的常人脉象；若脉长缺乏柔和，唯见硬直紧张，乃为病脉。

现代医学认为，长脉有生理性长脉和病理性长脉之分。生理性长脉见于健康人，部分与个体桡动脉走行差异有关，有些长寿的老人脉长而滑实。病理性长脉可见于心搏量增加、基础代谢增高等。

短 (阴)

【原文】

短脉，不及本位①（《脉诀》）。**应指而回，不能满部**②（《脉经》）。

戴同父云：短脉只见尺寸，若关中见短，上不通寸，下不通尺，是阴阳绝脉，必死矣。故关不诊短。黎居士云：长短未有定体，诸脉举按之时，过于本位者为长，不及本位者为短。长脉属肝宜于春，短脉属肺宜于秋。但诊肝肺，长短自见。短脉两头无，中间有，不及本位，乃气不足以前导其血也。

体状相类诗

　　两头缩缩名为短③，涩短迟迟细且难④。

　　短涩而浮秋喜见⑤，三春为贼有邪干⑥。

涩、微、动、结，皆兼短脉。

主病诗

　　短脉惟于尺寸寻，短而滑数酒伤神⑦。

　　浮为血涩沉为痞⑧，寸主头疼尺腹疼⑨。

经曰：短则气病。短主不及之病。

【提要】 此段讲短脉的脉象、主病，以及相似脉、相兼脉的脉象及主病。

【注释】

① 不及本位：短脉脉体短小，寸部、尺部脉体均不足。

② 应指而回，不能满部：搏动短暂，应指即回，不能充

实于寸部、尺部。

③ 两头缩缩名为短：短脉既不能满于寸，又不满于尺，故称"两头缩缩"。

④ 涩短迟迟细且难：涩脉虽然也可见脉体偏短，但与短脉不同之处还有脉体偏细，往来艰难迟缓。

⑤ 短涩而浮秋喜见：秋季阳气初敛，气血运行不似夏气涌盛，故脉象见浮略有短涩。这是人体阴阳气血与四季保持协调之象，故称"秋喜见"。

⑥ 三春为贼有邪干：春季自然界变化是"阴消阳长"，气血运行渐盛而应见长脉、弦脉，今反见短脉，则可视为邪犯于内的病脉。此外，中医认为长脉应于春，属木；短脉应于秋，属金。春季不见长脉反见短脉，是为"金来乘木"，故春季见短脉为逆。

⑦ 短而滑数酒伤神：酒为纯谷之液，过量饮酒，湿热内生，气实血涌，故脉来短促而见滑数。

⑧ 浮为血涩沉为痞：短脉见浮为血少而涩，血少不能敛阳则见脉浮；若短脉兼沉则为胸腹痞满，因气血阻滞故见脉沉。痞：指胸腔堵闷不舒或指腹部积块。

⑨ 寸主头疼尺腹疼：寸部短脉主上焦病变，故可见头疼；尺部短脉主下焦病变，故可见腹痛。这里的头痛、腹痛只是例举寸尺分主上下，临证时不可拘泥。

【白话解】

短脉的脉象为脉体短小，且搏动短暂，应指即回，不得充达于寸部或尺部。

脉象及相类脉：脉来既不能充满寸部又不能充满尺部

是为短脉，而涩脉除脉体短小还兼见细迟，往来艰难。若秋季见脉短涩而浮属正常脉象，而春季见短脉则为贼邪来犯的病脉。

主病：短脉的诊察主要视其能否充满于寸部或尺部，短脉兼见滑数可能是嗜酒酿成湿热。短脉兼浮可主血液涩少，短而兼涩可能是胸腹痞满，寸部短脉主上焦头痛，尺部短脉主下焦腹痛。

【解析】

短脉多因阳气不足，无力鼓动血液运行所致，故脉短无力；也可因气滞血瘀，痰食阻滞使脉道不畅所致，但必是短而有力。因此短脉也不尽主虚证。

现代医学认为，短脉是指桡动脉搏动的长度短于正常人。血流缓慢，血容量不足，或失液过多血液浓缩，有效循环量降低，使血流涩滞，常见短脉。主动脉瓣缩窄严重，血液流入血管明显受阻，不能充盈脉道而显细小无力，血行缓慢，也可形成短脉。临床上，短脉不是多见脉象，主要见于慢性风湿性心脏病主动脉瓣狭窄和（或）失液过多的患者。

洪（阳）

【原文】

洪脉，指下极大（《脉经》）。**来盛去衰**[①]（《素问》）。**来大去长**[②]（《通真子》）。

洪脉在卦为离，在时为夏，在人为心。《素问》谓之大，亦曰钩。滑氏曰：来盛去衰，如钩之曲，上而复下。应血脉来去之象，象万物敷布下垂之状。詹炎举言如环珠者，非。《脉诀》云：季夏宜之，秋季、冬季，发汗通阳，俱非洪脉所宜。盖谬也。

体状诗

　　脉来洪盛去还衰[③]，满指滔滔应夏时[④]。

　　若在春秋冬月分，升阳散火莫狐疑[⑤]。

相类诗

　　洪脉来时拍拍然[⑥]，去衰来盛似波澜。

　　欲知实脉参差处[⑦]，举按弦长愊愊坚[⑧]。

　　洪而有力为实，实而无力为洪。

主病诗

　　脉洪阳盛血应虚，相火炎炎热病居[⑨]。

　　胀满胃翻须早治[⑩]，阴虚泄痢可踌躇[⑪]。

分部诗

　　寸洪心火上焦炎，肺脉洪时金不堪。

　　肝火胃虚关内察[⑫]，肾虚阴火尺中看[⑬]。

　　洪主阳盛阴虚之病，泄痢、失血、久嗽者忌之。经曰：形瘦脉大多气者死。曰：脉大则病进。

　　【提要】　此段讲洪脉的脉象、主病，以及相似脉、相兼脉的脉象及主病。

　　【注释】

　　① 来盛去衰：指洪脉虽来势极大，但去势渐衰。

　　② 来大去长：洪脉不但来势极大，而且去势的衰减也是

缓缓而逝的。

③ 脉来洪盛去还衰：洪脉来时如洪水滔滔，来势极盛，去势渐衰。

④ 满指滔滔应夏时：阳气旺于夏，人亦应之，阳气充盛，血运有力，故可见洪脉。

⑤ 若在春秋冬月分，升阳散火莫狐疑：洪脉应于夏气，若在其他季节触及洪脉，可能是阳气闭郁于内的火热证，故应即刻采用辛凉清解，升阳散火之法。对此句原文，另有一说：升阳散火所治之洪脉，乃饮食劳倦伤脾，脾气下陷，阳气不得升发，阴火内炽而上乘，其脉乃洪。此即东垣所说之"内伤发热"，其脉洪大而头痛。治以辛甘健脾。脾之清阳升发，上乘之贼火才能敛降。若误以为实热，妄施寒凉戕伐脾胃，元气更伤，阴火愈炽。必以甘温除之。录此备参。

⑥ 洪脉来时拍拍然：形容洪脉来势极盛，有如洪涛拍岸。

⑦ 欲知实脉参差（cēn cī）处：意指洪脉与实脉的不同之处。参差：大小长短高低不等。这里指差别。

⑧ 举按弦长愊愊坚：实脉与洪脉的区别在于，没有明显的来盛去衰之象，而是无论浮取抑或沉取均实大弦长，应指有力。

⑨ 相火炎炎热病居：肝肾阴虚，阴不制阳，相火妄动，酿成阴虚火旺之证。阴不敛阳，阳气亢盛于外，故见洪脉。相火，主要指肝肾之火。

⑩ 胀满胃翻须早治：若邪热犯胃，胃失和降，胃气上逆而见恶心呕吐者，应及时清泻胃火，以防病久劫夺胃阴，损

伤脾胃之气。

⑪阴虚泄痢可踌躇：阴虚泄痢多为虚实夹杂的复杂证候，妄泻可进一步损伤阴液，妄补则又有留邪之虞。临证时应仔细分辨，以防虚虚实实之误。踌躇：犹豫不定，这里作"慎重"解。

⑫肝火胃虚关内察：左关部主肝，右关部主胃。肝在五行中属木。关部见洪脉，主肝火亢盛，"木旺乘土"，损伤胃气，故有此语。

⑬肾虚阴火尺中看：尺部主下焦病变。尺部见洪脉，可主肾阴不足，阴不制阳的阴虚火旺之证。

【白话解】

洪脉的形体在指下的感觉是极其粗大的。它的搏动，不仅来的时候显得势极充盛，去的时候也是缓缓减弱，要在较长的时间内才能消逝，这就叫作"去衰"。

脉象：洪脉的搏动，不仅来势极其充盛，去势亦是渐次减弱的。当指下触到的时候，总有一种极其盛大的感觉，这见于夏天是合乎时令的。若在春、秋、冬三个季节出现洪脉，乃是阳热亢盛的病变。如果是因于寒邪遏抑阳气，火热内郁，还当用"升阳散火"的方法进行治疗，这是不用犹豫的。

相类脉：洪脉的搏动，在指下一来一往很有劲，好比壮阔的波澜一样，根脚极其阔大。但它与实脉却有差别，因为实脉没有阔大的根脚，实脉无论轻举或重按都有弦长而坚硬的感觉。

主病：脉来洪大，总属于阳热亢盛、阴血虚少的病变。

尤其是在心火上炎的时候，脉多见洪，但也有虚和实的区分。如果胃热郁盛，胀满反胃而见脉洪的，多属实证，当及时清泄胃热。如果泄泻或下痢，反见洪脉的，这是阴津大伤、阳热尤亢的虚证，急宜养阴清热，不能当作实证治。这虚实之间，最要慎重考虑。

分部主病：当心火上炎的时候，常见咽干喉痛，口舌生疮，左寸脉多见洪。假使肺中火热炽盛，咳嗽气喘，胸痛咯血，右寸脉多见洪。若是肝阳亢盛，脾胃津伤，两关脉多见洪。肾精亏损，阴火不能潜藏时，两尺脉多见洪。总之，无论上、中、下三部，只要出现洪脉，多半是火热亢盛的病变。

【解析】

洪脉形成的病机是内热炽盛，脉道扩张，气盛血涌而见脉象洪大。若久病气虚或虚劳、失血、久泻等病证而见洪脉，则多属阴液枯竭，阴不敛阳，阳气欲脱的危重证候。

现代医学认为，洪脉的形成与心排血量增加，外周血管扩张，收缩压增高，舒张压降低，脉压增加及血流速度增快等因素有关。

临床上，洪脉可见于感染性疾病引起的持续高热、甲状腺功能亢进、心脏二尖瓣或主动脉瓣关闭不全等疾病。

正常人有时也可见洪脉，如夏季高温时、饮酒后，以及运动员和重体力劳动者等。

微（阴）

【原文】

微脉，极细而软，按之如欲绝，若有若无①（《脉经》）。**细而稍长**②（戴氏）。

《素问》谓之小。气血微则脉微。

体状相类诗

　　微脉轻微瞥瞥乎③，按之欲绝有如无。

　　微为阳弱细阴弱④，细比于微略较粗⑤。

轻诊即见，重按如欲绝者，微也。往来如绵而常有者，细也。仲景曰：脉瞥瞥如羹上肥者，阳气微；萦萦如蚕丝细者，阴气衰；长病得之死，卒病得之生。

主病诗

　　气血微兮脉亦微，恶寒发热汗淋漓⑥。

　　男为劳极诸虚候⑦，女作崩中带下医⑧。

分部诗

　　寸微气促或心惊，关脉微时胀满形⑨。

　　尺部见之精血弱，恶寒消瘅痛呻吟⑩。

微主久虚血弱之病，阳微恶寒，阴微发热。《脉诀》云：崩中日久为白带，漏下多时骨肉枯。

【提要】　此段讲微脉的脉象和主病，以及相似脉和相兼脉的脉象和主病。

【注释】

① 按之如欲绝，若有若无：形容微脉极其微弱，似有似

无，隐隐蠕动于指下。

②细而稍长：形容微脉虽然极其虚弱，但仔细体察，还是可以隐隐触及，不曾真正断绝，也有注者认为此句"概念不明，似不足为法"。录此备参。

③瞥瞥：形容闪烁不定，飘忽浮动。这里指微脉轻软无力，似有似无。

④微为阳弱细阴弱：微脉与细脉有别，微脉细软无力，按之若有若无；细脉则但细无软，应指明显。微脉主阳气虚弱，细脉多主阴血不足。

⑤细比于微略较粗：指微脉较之细脉，其脉体显得更细。

⑥恶寒发热汗淋漓：微脉主虚损。阳气不足则见畏寒肢冷，阴液亏虚则见虚热内生，若阳气暴脱，卫外不固则可见大汗淋漓。

⑦男为劳极诸虚候："劳则气耗"，劳伤太过，阳气受损，故见微脉。男为阳，主气，故微脉于男子多主劳损。

⑧女作崩中带下医：女子微脉可主崩漏，带下诸疾。崩漏气随血脱，带下可因脾虚水湿不运，均可见微脉。

⑨关脉微时胀满形：关部主中焦病变，关部微脉可主脾胃虚弱，运化无力，故可见脘腹胀满，但其多见腹胀时消，当与气滞腹胀之实证有别。

⑩恶寒消瘅痛呻吟：尺部微脉主下焦虚损。肾阳虚衰，温煦功能减退，故见畏寒肢冷。消瘅，其说有二：一是指消渴（类似于糖尿病），还可分为上消、中消和下消；二是指心、肝、肾的虚损。若为前者，多指下消，症见多尿，病位

多在肾；若为后者，亦指肾脏虚损。

【白话解】

微脉的脉象按之极其细软，似有似无，仿佛将要断绝，但仔细体察是细而稍长，连续不绝。

脉象及相类脉：微脉极其细软轻漂无力，按之欲绝似有似无。微脉主阳气虚损，而细脉多主阴血不足。细脉较之微脉略显粗大一些。

主病：微脉主气血不足，或见于虚寒、虚热及汗出难止。男子微脉多见于各种劳损，女子微脉多主崩漏带下诸疾。

分部主病：寸部微脉可主肺气虚损的气喘或心阳不敛的惊悸；关部微脉可主脾虚腹胀；尺部微脉可主精血不足或虚寒内生、消渴虚损等。

【解析】

微脉主阳衰气少，阴阳气血俱虚。阴阳气血俱虚，脉道不充，无力鼓动，故见微脉。久病脉微可主正气将绝，新病脉微可见于阳气暴脱。

现代医学认为，微脉与心脏衰弱，心排血量减少，动脉血管充盈不足有关。此外，外周血管阻力增加、脉压变小也可出现微脉。

临床上，轻型无脉症（动脉炎）、雷诺病、心力衰竭、慢性消耗性疾病及休克期等可见到微脉。

紧 (阳)

【原文】

紧脉，来往有力，左右弹人手[①]（《素问》）。**如转索无常**[②]（仲景），**数如切绳**[③]（《脉经》），**如纫箄线**[④]（丹溪）。

紧乃热为寒束之脉，故急数如此，要有神气。《素问》谓之急。《脉诀》言：寥寥入尺来。崔氏言：如线，皆非紧状。或以浮紧为弦，沉紧为牢，亦近似耳。

体状诗

举如转索切如绳，脉象因之得紧名。

总是寒邪来作寇[⑤]，内为腹痛外身疼[⑥]。

相类诗

见弦脉、实脉。

主病诗

紧为诸痛主于寒，喘咳风痫吐冷痰[⑦]。

浮紧表寒须发越[⑧]，沉紧温散自然安[⑨]。

分部诗

寸紧人迎气口分，当关心腹痛沉沉。

尺中有紧为阴冷，定是奔豚与疝疼[⑩]。

诸紧为寒为痛，人迎紧盛伤于寒，气口紧盛伤于食，尺紧痛居其腹，沉乃疾在其腹。中恶浮紧，咳嗽沉紧，皆主死。

【提要】 此段讲紧脉及与紧脉相关的脉象和主病。

【注释】

① 左右弹人手：紧脉脉来紧急，像触摸在绷紧并左右转

动的绳索上一样，称之为左右弹人手。

②如转索无常：指紧脉形如转动的绳索一样，左右弹动而无常位。

③数如切绳：紧脉切之如转动的绳索，左右旋转，脉位频繁变动。

④如纫箄（pái 排）线：形容紧脉的脉象有如连结竹筏的绳索那样紧张有力。箄：筏。

⑤总是寒邪来作寇：寒主收引。寒邪入侵人体，导致经脉拘急紧张，故见紧脉。

⑥内为腹痛外身疼：紧脉主寒证，寒凝血滞，气血不通，不通则痛。在外可见头身疼痛，在内可见脘腹冷痛。

⑦喘咳风痫吐冷痰：风寒束肺，导致肺的宣发肃降失常，故可见咳嗽、气喘、咳吐清冷痰涎。风痫，其说不一，这里似指风寒之邪入侵人体导致筋脉拘急不利，而见肢体痉挛抽搐。

⑧浮紧表寒须发越：浮紧脉主表寒证，治宜辛温发散解表。

⑨沉紧温散自然安：沉紧主里寒，治宜用温热药祛散里寒。

⑩定是奔豚（tún 饨）与疝疼：尺脉主下焦疾病，下焦阴寒，肾之温煦气化不利，水寒之气上冲发为"奔豚"。或寒滞下焦发为寒疝，症见腹部拘挛疼痛。奔豚：古病名，症见脐上悸动，如"小猪"上冲咽喉，伴有胸腹疼痛，故有此称谓。

【白话解】

紧脉的脉象来去皆紧张有力，指下触之如转动的绳索左右无常位。又如触及在连结竹筏的绳索上，绷急而有力。

脉象：紧脉的脉象无论浮取或沉取，均如绷急而旋转的绳索一样紧张有力，故称之为紧脉。紧脉主寒证。在内可见脘腹冷痛，在外可见头身疼痛。

相类脉：见弦脉、实脉。

主病：紧脉主寒证、痛证，风寒束肺可见咳嗽、气喘、咳吐清冷痰涎，或寒凝筋脉而见肢体痉挛甚或抽搐。浮紧属表寒，宜辛温发散；沉紧主里寒，则宜温热散寒。

分部主病：寸部紧脉有左、右手之分，左寸为"人迎"，右寸为"气口"。关部紧脉主中焦寒证，可见脘腹冷痛。尺部紧脉主下焦阴寒，可出现阴寒之气由腹部上冲咽喉的"奔豚"或寒凝下焦的疝痛。

【解析】

紧脉主寒、主痛、主宿食。寒邪侵入人体，与正气相搏，导致经脉紧张而拘急，故见紧脉。

现代医学认为，紧脉形成的机制，是感染性疾病刺激体温调节中枢，使皮肤血管收缩，外周阻力增大，血流量减少，皮肤温度下降，竖毛肌痉挛，导致血管绷紧，此时可触及紧脉。

临床上，紧脉多见于感染性疾病的寒战发热期或较剧烈的疼痛时。此外，痉挛抽搐的患者亦可见紧脉。

缓（阴）

【原文】

缓脉，去来小驶于迟①（《脉经》），一息四至②（戴氏），如丝在经，不卷其轴③，应指和缓，往来甚匀（张太素），如初春杨柳舞风之象（杨玄操），如微风轻飐柳梢④（滑伯仁）。

缓脉在卦为坤，在时为四季，在人为脾。阳寸、阴尺，上下同等，浮大而软，无有偏胜者，平脉也。若非其时，即为有病。缓而和匀，不浮、不沉，不疾、不徐，不微、不弱者，即为胃气。故杜光庭云：欲知死期何以取，古贤推定五般土。阳土须知不遇阴，阴土遇阴当细数。详《玉函经》。

体状诗

　　　　缓脉阿阿四至通⑤，柳梢袅袅飐轻风。
　　　　欲从脉里求神气，只在从容和缓中⑥。

相类诗

　　见迟脉。

主病诗

　　　　缓脉营衰卫有余⑦，或风或湿或脾虚。
　　　　上为项强下痿痹⑧，分别浮沉大小区⑨。

分部诗

　　　　寸缓风邪项背拘⑩，关为风眩胃家虚⑪。
　　　　神门濡泄或风秘⑫，或是蹒跚足力迂⑬。

浮缓为风，沉缓为湿，缓大风虚，缓细湿痹，缓涩脾虚，缓弱气虚。《脉诀》言：缓主脾热口臭、反胃、齿痛、梦鬼之病。出自杜撰，与缓无关。

【提要】　此段讲缓脉的脉象和主病。

【注释】

① 小驶于迟：指缓脉比迟脉稍快。

② 一息四至：一次呼吸之间脉跳达四次。

③ 如丝在经，不卷其轴：缓脉的脉象有如触及在织机上没有转紧的经线一样，柔软舒缓，紧张度不高。

④ 如微风轻飐（zhǎn 展）柳梢：缓脉又如微风吹拂柳梢一样轻柔而和缓。

⑤ 缓脉阿阿四至通：缓脉一息四至，脉象柔和舒缓。阿阿，这里作舒缓解。

⑥ 欲从脉里求神气，只在从容和缓中：中医认为，脉贵有神，其脉象应为从容和缓有力，指有神脉虽然触之有力，但应具有内在柔和之象。这是常脉，不作病脉论。

⑦ 缓脉营衰卫有余：病理性缓脉可主营卫不和。如伤寒中风，风伤于卫，卫强营弱，故可见缓脉。

⑧ 上为项强下痿痹：项强为颈项强直。如风邪侵及太阳经，太阳经气不利，故可见颈项部拘急不利（颈项部为太阳经脉分布之处）。痿痹为肌肉痿软，筋脉弛缓，肢体活动无力，甚或不用。风湿之邪入侵人体，脾胃虚弱，气血生化无源，肺热伤津以及肝肾亏虚等，均可导致痿痹。

⑨ 分别浮沉大小区：缓脉有生理、病理之分。病理性缓脉主病也有表里虚实不同，故还应结合脉象的浮沉大小加以具体区分。

⑩ 寸缓风邪项背拘：寸部缓脉可主上焦病变。如风寒之

邪入侵，太阳经气不利，则可见项背拘急不利。

⑪ 关为风眩胃家虚：关部缓脉主中焦疾病。邪犯肝经，可见头目眩晕，也可见于中焦脾胃虚弱。

⑫ 神门濡泄或风秘：尺部缓脉主下焦疾病。如肾阳不足，导致脾肾阳虚，运化失常，则可见大便泄泻。风秘：病证名，风邪犯肺传及大肠，"风动津泄"，导致大肠津枯便秘。

⑬ 或是蹒跚足力迂：蹒跚，走路重心不稳，行动艰难。如湿邪阻滞于下焦，导致关节屈伸不利；或肝肾不足，筋脉失养均可导致此证。

【白话解】

缓脉来去稍快于迟脉，一次呼吸之间脉跳四次，有如触及在织布机上没有拉紧的经线一样，应指柔和舒缓，往来节律均匀，似春风轻柔吹动杨柳，又像微风轻拂柳梢。

脉象：缓脉柔和舒缓，一息四至，有如微风轻拂过柳梢。若想察知脉中是否有神气，就看脉搏是否从容和缓（从容和缓是有神之脉）。

相类脉：见迟脉。

主病：缓脉主营卫不和之卫强营弱，有的主伤风、伤湿，有的主脾虚。湿病在上的可见颈项强直，在下的可见肢体痿软，甚或不用。诊察缓脉时还应结合脉象的浮沉大小，以进一步分清病证的表里虚实。

分部主病：寸部缓脉主外感风邪而致的项背拘急不利，关部缓脉主肝经不利的眩晕或脾胃虚弱。尺部缓脉可主脾肾阳虚的泄泻或大肠津枯便秘，也可见于肝肾不足的足膝酸软，行走不利。

【解析】

缓脉多主湿病及脾胃虚弱。脾胃虚弱，脉道气血不充，鼓动无力；湿邪内困，阻滞气机，气血运行滞缓，故见缓脉。缓脉不可尽作病脉论，正常人的脉象也应从容和缓，所以具体临证时应四诊合参，正确辨治。此外，缓脉与迟脉有别，其较之迟脉不唯至数稍快，还指缓脉脉象舒缓柔和。

现代医学认为缓脉可见于正常人，脉搏和缓，一息四至，每分钟脉搏 60～70 次。而病理性缓脉要结合其他脉象综合分析。如风湿热可见缓滑脉，而病毒性感冒初起可见浮缓脉。

芤 (阳中阴)

【原文】

芤[①]脉，浮大而软，按之中央空，两边实（《脉经》）。**中空外实，状如慈葱[②]。**

芤，慈葱也。《素问》无芤名。刘三点云：芤脉何似？绝类慈葱，指下成窟，有边无中。戴同父云：营行脉中，脉以血为形，芤脉中空，脱血之象也。《脉经》云：三部脉芤，长病[③]得之生，卒病[④]得之死。《脉诀》言：两头有，中间无，是脉断截矣。又言主淋沥[⑤]、气入小肠。与失血之候相反，误世不小。

体状诗

芤形浮大软如葱，按之旁有中央空。

火犯阳经[6]血上溢，热侵阴络[7]下流红。

相类诗

中空旁实乃为芤，浮大而迟虚脉呼。

芤更带弦名曰革，血亡芤革血虚虚。

主病诗

寸芤积血在于胸，关内逢芤肠胃痈。

尺部见之多下血[8]，赤淋[9]红痢漏崩[10]中。

【提要】　芤脉属浮脉之类，脉象浮大而软，如按葱管，多因失血过多，脉道不充所致。此时阳气虚浮而未骤减，故脉形暂时形体稍大，但总属大虚之候。

【注释】

① 芤：葱的别名。《本草纲目·卷二十六·葱》载："芤者，草中有孔也，故字从孔，芤脉象之。"

② 慈葱：犹言冬葱。《本草纲目·卷二十六·葱》载："冬葱即慈葱，或名太官葱。谓其茎柔细而长，可以经冬，太官上供宜之，故有数名。"

③ 长病：指久病。

④ 卒病：指新病。卒，通猝，突然。

⑤ 淋沥：病证名，指小便急迫、短、数、涩、痛的病证。

⑥ 阳经：指上部经络。上下分阴阳，则上为阳，下为阴。火热邪气侵入血中迫血妄行，即引起出血。侵犯上部经络则血从上溢；侵犯下部经络则血从下出。

⑦ 阴络：指下部经络。

⑧ 下血：指赤淋、红痢、崩漏。

⑨ 赤淋：血淋，淋证之一。主证为小便涩痛有血。

⑩ 漏崩：又名崩中漏下。指不在经期，忽然阴道大量出血，或持续淋漓不断之病变。血量多而来势急者为崩中，血量少而淋漓不断者为漏下。

【白话解】

《脉经》言芤脉的脉象为浮大而软，用手指按下去的感觉为中央空虚而两边充实。芤脉的脉象为中央空虚两边充实，形状就像慈葱一样。

脉象：芤脉的形象为浮大而软，就像葱管一样，周边充实而内里已空。火热邪气若侵犯上部的血络则上部出血，若侵犯下部的血络则血从下溢。

相类脉：中央空虚而周边充实的脉是芤脉。芤脉为浮大而软之脉，若浮大而迟的脉则是虚脉，芤脉又兼弦脉之象的为革脉，芤脉的主病为失血，革脉的主病是血虚。

分部主病：芤见于寸部主胸有瘀血，芤见于关部主肠痈，芤见于尺部主下部出血、血淋、痢下脓血、崩漏。

【解析】

芤脉浮大无力，按之中空，即上下两旁皆见脉形而中间独空。此因突然出血过多，血量骤然减少，无以充脉，或津液大伤，血不得充，血失阴伤则阳无所附而散于外所致。

现代医学证明，失血的多少和出血的快慢，与芤脉形成有密切关系。当人体发生急性大出血时，若出血速度快，出血量大，造成血容量明显减少，而脉管又未发生反应性收缩，可出现芤脉。当体液明显不足时，失血虽少而慢，亦可出现芤脉。

临床上，各种急性大出血，出血过程中如出现芤脉象，表明出血量已较大，一般在 400 毫升以上。如出血量不超过 400 毫升，循环血容量只轻度减少，可很快被脾脏储血和组织液所补充，故可不出现明显芤脉。如若患者见芤脉却无外部出血，则可能为较大量的内出血，应监测血压等生命体征。其他如大量吐泻、大量失液又兼素患贫血之症，也可出现芤脉。

弦 (阳中阴)

【原文】

弦脉，端直以长^①**（《素问》），如张弓弦**（《脉经》），**按之不移，绰绰**^②**如按琴瑟弦**（巢氏），**状若筝弦**（《脉诀》），**从中直过，挺然指下**（《刊误》）。

弦脉，在卦为震，在时为春，在人为肝。轻虚以滑者平，实滑如循长竿者病，劲急如新张弓弦者死。池氏曰：弦紧而数劲为太过，弦紧而细为不及。戴同父曰：弦而软，其病轻；弦而硬，其病重。《脉诀》言：时时带数，又言脉紧状绳牵。皆非弦象，今削之。

体状诗

弦脉迢迢^③端直长，肝经木旺土应伤^④。

怒气满胸常欲叫，翳蒙瞳子泪淋浪^⑤。

相类诗

> 弦来端直似丝弦，紧则如绳左右弹。
> 紧言其力弦言象，牢脉弦长沉伏间。

又见长脉。

主病诗

> 弦应东方肝胆经，饮痰寒热疟缠身。
> 浮沉迟数须分别，大小单双有重轻⑥。

分部诗

> 寸弦头痛膈多痰，寒热癥瘕察左关。
> 关右胃寒胸腹痛，尺中阴疝脚拘挛⑦。

弦为木盛之病。浮弦支饮外溢，沉弦悬饮内痛。疟脉自弦，弦数多热，弦迟多寒。弦大主虚，弦细拘急。阳弦头痛，阴弦腹痛。单弦饮癖，双弦寒痼。若不食者，木来克土，必难治。

【提要】　弦脉脉象端直而长，如按琴弦。主肝胆病、痰饮、疟疾、诸痛。当与紧脉、牢脉区分。

【注释】

①端直以长：两端挺直且长。

②绰（chuò 辍）绰：作有余、宽解。

③迢迢：形容长、遥远的样子。

④肝经木旺土应伤：肝木旺克脾土。

⑤翳（yì 义）蒙瞳子泪淋浪：肝开窍于目，肝病易出现眼生云翳、流泪之症状。翳，遮蔽。

⑥大小单双有重轻：大，指弦而大，主虚证；小，指弦而小，主拘急（手足肢体拘挛强直）；单，单手脉弦主口

吐涎沫清水、嗳酸、嘈杂、胁痛之证；双，双手弦主腹痛泄泻、寒气上冲、手足逆冷、疝痛。重轻，指弦软之脉为病轻，弦硬之脉为病重。

⑦ 尺中阴疝脚拘挛：阴疝，指睾丸痛引小腹，两脚拘挛，为肝肾虚寒之象，此时两尺脉多见弦象。

【白话解】

弦脉的脉象为两端平直而长，就似绷紧的弓弦一样，按上去固定不移，又似按在琴弦上一般。弦脉的形象又似古筝弦，从中直过，挺然于指下。

脉象：弦脉两端平直而长，是肝气旺盛伐伤脾土的表现。主病易怒、胸满，常欲喊叫，目生翳物，视物不清，流泪。

相类脉：弦脉的脉象端直而长，状似琴弦，似牵紧的绳索，紧讲的是脉有力，而弦说的是脉象。牢脉的脉象为弦而长并伏于骨间。

主病：弦应东方，与肝胆相合。主病为痰饮、寒热往来、疟疾。诊脉时应分清浮沉迟数，大小单双，相兼不同则病情轻重不同。弦脉见于寸部主头痛，膈中多痰。弦脉见于左关，主寒热往来、癥瘕。弦脉见于右关，主胃寒、心腹疼痛。弦脉见于尺部主阴疝、脚拘挛。

【解析】

弦为肝脉。寒热诸邪、痰饮内蓄、七情不遂、疼痛等原因，均可致肝失疏泄，气机失常，经脉拘急，血气敛束不伸，以致鼓搏壅迫，脉来劲急而弦。阴寒为病，脉多弦紧；阳热所伤，脉多弦数；痰饮内蓄，脉多弦滑；虚劳内伤，中气不足，肝木乘脾土，则脉来弦缓；肝病及肾，损及根本，脉多弦细。

现代医学认为，弦脉是桡动脉壁平滑肌紧张度增高，或桡动脉硬化，硬度增高，动脉弹性增高而动脉顺应性减低，致脉搏呈现平直而有力的脉象；或交感神经兴奋，相当于"阴虚火旺"，此时去甲肾上腺素分泌增多血管收缩，脉呈弦象。另，有实验研究，当肝血流量异常变化时常出现弦脉，"肝藏血"是其生理基础。也有功能性弦脉，是人体神经体液调节的过程中出现的脉象，如人体遇到寒冷或非损伤性疼痛时可见弦脉。

临床上动脉硬化、各种肝胆病、高血压等疾病常出现弦脉。

革（阴）

【原文】

革脉，弦而芤（仲景），**如按鼓皮**（丹溪）。

仲景曰：弦则为寒，芤则为虚，虚寒相搏，此名曰革。男子亡血失精，妇人半产漏下。《脉经》曰：三部脉革，长病得之死，卒病得之生。

时珍曰：此即芤弦二脉相合，故均主失血之候。诸家脉书，皆以为牢脉，故或有革无牢，有牢无革，混淆不辨。不知革浮牢沉，革虚牢实，形证皆异也。又按：《甲乙经》曰：浑浑革革，至如涌泉，病进而危；弊弊绰绰，其去如弦绝者死。谓脉来浑浊革变，急如涌泉，出而不反也。王贶以为溢脉，与此不同。

体状主病诗

革脉形如按鼓皮，芤弦相合脉寒虚^①。

女人半产^②并崩漏，男子营虚或梦遗^③。

相类诗

见芤、牢。

【提要】　本条文主要论述了革脉脉象及革脉主病。革脉为弦脉与芤脉二脉相合而成。既有弦脉弦急坚挺（相对）有力的特征，又具芤脉按之中空之象，切脉指感如按鼓皮。革脉主病有二：一为阴血内虚，外感寒邪；二为失血伤阴，孤阳外越。

【注释】

① 寒虚：指精血内虚，又感寒邪。

② 半产：小产、流产。

③ 梦遗：有梦称遗精，无梦称滑精，此指病态之遗精或滑精。

【白话解】

革脉之脉象，弦而兼芤。如同按在鼓皮上一般。

脉象及主病：革脉之脉象如按鼓皮，乃芤、弦两脉复合之脉，由精血内虚，又感寒邪所致。大凡妇女小产、崩漏，男子营气虚损、遗精诸病，皆可见革脉。

【解析】

革脉外强中空，恰似绷紧之鼓皮。多由正气不固，精血不能藏，气无所附而浮越于外所致；故亡血、失精、半产、漏下多见革脉。此外，素体虚弱、感受寒邪，阴虚于内、寒束于外，都可出现浮大弦急、按之中空的革脉。

现代医学研究表明，革脉的形成为心排血量减少，外周血管阻力降低，或血管扩张所致。有研究认为，革脉是由动脉硬化、失血失液使血容量不足所致。革脉主要见于中老年患者，以及肝病出血、再生障碍性贫血、崩漏或失液较多而导致血容量不足的病变。

临床上，革脉主要见于虚劳性疾病。如再生障碍性贫血、肝病出血及半产漏下等，或慢性疾病失液较多致使血容量不足，均可出现革脉，尤其是动脉硬化之人较多见到革脉。失血病证出现革脉时，其失血量常比芤脉出血量少。

牢 (阴中阳)

【原文】

牢脉，似沉似伏，实大而长①**，微弦**（《脉经》）。

扁鹊曰：牢而长者，肝也。仲景曰：寒则牢坚，有牢固之象。沈氏曰：似沉似伏，牢之位也；实大弦长，牢之体也。《脉诀》不言形状，但云寻之则无，按之则有。云脉入皮肤辨息难，又以牢为死脉，皆孟浪谬误。

体状相类诗

弦长实大脉牢坚，牢位常居沉伏间。

革脉芤弦自浮起，革虚牢实要详看②。

主病诗

> 寒则牢坚里有余③，腹心寒痛木乘脾④。
> 疝癞⑤癥瘕何愁也，失血阴虚却忌之⑥。

牢主寒实之病，木实则为痛。扁鹊云：软为虚，牢为实。失血者，脉宜沉细，反浮大而牢者死，虚病见实脉也。《脉诀》言：骨间疼痛，气居于表。池氏以为肾传于脾，皆谬妄不经。

【提要】　本节主要叙述了牢脉位沉或伏，其形大体长，实而有力，属阴中阳脉。牢脉是一种复合脉，即沉、实、大、弦、长脉相合而成，应与革、沉、浮脉等相鉴别。牢脉的形成多因阴寒凝结，邪聚内实，阳气沉潜，气血壅滞所致。多见于阴寒腹痛、疝气癥瘕等实证，但若失血阴虚等虚损性病证出现牢脉，则为预后不良之象。

【注释】

① 实大而长：实，指实脉之实；大，脉形大；长，脉体长。

② 革虚牢实要详看：革脉与牢脉皆具弦象。革脉之脉象如按鼓皮，牢脉藏于里而坚固；革脉脉象为中空感属虚，牢脉坚实，以此可鉴别。

③ 寒则牢坚里有余：寒，沉寒里实；有余，指邪气有余。言沉寒里实、邪气有余而致脉象牢坚之意。

④ 腹心寒痛木乘脾：腹心寒痛，心腹因阴寒内盛致气血凝滞而痛。木乘脾，此处应作肝气郁积、木旺乘脾而致脾呆不运解。

⑤ 癞：即癞（lài），指寒湿所致阴囊肿大，皮粗厚，坚

硬重坠之症，乃属里虚之候。

⑥ 失血阴虚却忌之：失血阴虚之人，本应见不及之脉，今反见牢实之脉，是为脉证相逆。乃正气大伤、邪气犹盛之象。需加注意，防其骤变。

【白话解】

牢脉的脉象似沉似浮，实大而长，微有弦象。

脉象及相类脉：牢脉为弦长实大之脉，牢脉的脉位常在沉伏之间。牢脉与革脉不同，革脉为芤弦相兼而有浮象，革脉主虚、牢脉主实，要详加分辨。

主病：牢脉为阴寒内盛之脉，为心腹冷痛、木旺乘脾之象。疝、癫、癥、瘕之病脉见牢象为脉证相应，若失血、阴虚之病见牢脉，则为脉证相逆。

【解析】

牢脉实大弦长，轻取中取均不应，在极沉的部位出现。部位颇近于伏脉，且微具弦象。证属阴寒内积，阳气沉潜。主心腹寒痛、肝郁乘脾、瘕疝诸证。需警惕的是，若失血、阴虚出现牢脉，乃属危重证候。

牢脉与相类脉的鉴别：凡沉、伏、实、革皆与牢脉相类。然牢脉脉位界于沉脉与伏脉之间，且脉来有力，大而弦长，主病多为阴寒内盛之实证。沉脉脉位较深，脉来"如绵裹砂，内刚外柔，然不必兼大弦也"，其主病虚实皆可见。伏脉脉位极深沉，"非推筋至骨不见其形"，主病亦虚实兼见。上述三脉脉位皆在沉位。实脉脉来实而有力，此与牢脉之力相似。但实脉不受脉位所限。主病以邪实为主，寒热皆见。革脉的弦大之象与牢脉相似，但革脉脉位偏浮，且有边实中空之感，主病多为虚损之类。

牢脉产生的机制：其形成与动脉弹性降低，外周阻力增大，紧张度增加有关。临床上多见于疼痛、慢性肾炎、高血压、动脉硬化等疾病。

濡（阴）

【原文】

濡脉，极软而浮细，如帛在水中，轻手相得，按之无有（《脉经》），如水上浮沤。

帛浮水中，重手按之，随手而没之象。《脉诀》言：按之似有举还无，是微脉，非濡也。

体状诗

> 濡形浮细按须轻，水面浮绵力不禁。
> 病后产中犹有药，平人若见是无根。

相类诗

> 浮而柔细知为濡，沉细而柔作弱持。
> 微则浮微如欲绝，细来沉细近于微。

浮细如绵曰濡，沉细如绵曰弱，浮而极细如绝曰微，沉而极细不断曰细。

主病诗

> 濡为亡血阴虚病，髓海[①]丹田暗已亏。
> 汗雨夜来蒸入骨，血山崩倒[②]湿侵脾。

分部诗

寸濡阳微自汗多，关中其奈气虚何。

尺伤精血虚寒甚，温补真阴可起痾。

濡主血虚之病，又为伤湿。

【提要】 濡脉为浮而细弱软之脉。主湿证与虚证。营血亏虚，脉道不充，血虚气浮致濡脉。湿邪内阻，阳气趋表，亦见濡象。

【注释】

① 髓海：指脑。脑由髓汇聚而成，故称"脑为髓海"。

② 血山崩倒：指妇女崩中病变，指不在经期而见突然大量出血之病。

【白话解】

濡脉的脉象为极软而浮细，就像帛在水中一样，用手轻摸尚有感觉，但稍一用力感觉则无。濡脉的脉象，就似水上浮沤一样。

脉象：濡脉的脉象为浮而兼细，须用手指轻轻感触。因濡脉像水面上漂浮的绵帛一样不着指力，所以要轻触。病后或产中见濡脉尚可医治；若平素无病之人忽见濡脉，应为无根之脉，提示病情不佳。

相类脉：浮而柔细的脉为濡脉，沉细而柔的脉为弱脉。微脉是浮而微弱，脉来似将绝之象，细脉为沉而细小而近似于微脉。

主病：濡脉为失血，阴虚之征象。主髓海空虚，丹田不足，盗汗骨蒸，血崩，湿浊困脾之证。

分部主病：濡脉见于寸部主阳气亏虚和不能固摄之自

汗；濡脉见于关部，主证为气虚；濡脉见于尺部，为精伤血亏，阴寒内盛，故温补阳气，填补阴精可使重病好转。

【解析】

濡脉脉位表浅，细软无力，轻取便可触及，重取反不明显。虚证时，精血不荣于经脉可出现此脉。湿气阻遏脉道时，亦可见濡脉。

濡脉与弱脉、微脉、细脉、虚脉的鉴别是一个难点。此五种脉象中，除细脉外，其他四种皆应指无力，但只有濡脉具有浮象。微脉虽似濡脉具细软象，但其无浮象且极细极软，似有似无。虚脉举之无力，按之空虚，不是濡脉般浮而有形。弱脉柔细，但其脉位较沉。综上所述，辨别此五种脉象，首先需分清浮沉，其次是有形还是无形，力量如何。

现代实验研究表明，濡脉形成与心搏出量减少、血管弹性阻力减低、外周血管扩张有关。由于气血不足，如贫血等疾患，使动脉收缩无力，形成松弛之势，产生浮而细软的脉。

临床上，濡脉可见于贫血、暑湿季节胃肠型感冒、急性胃肠炎等，也可见于咯血。

弱（阴）

【原文】

弱脉，极软而沉细，按之乃得，举手无有（《脉经》）。

弱乃濡之沉者。《脉诀》言：轻手乃得。黎氏譬如浮沤，皆是濡脉，非弱也。《素问》曰：脉弱以滑，是有胃气。脉弱以涩，是谓久病。病后老弱见之顺，平人少年见之逆。

体状诗

弱来无力按之柔，柔细而沉不见浮。

阳陷入阴精血弱，白头犹可少年愁。

相类诗

见濡脉。

主病诗

弱脉阴虚阳气衰，恶寒发热骨筋萎①。

多惊多汗精神减，益气调营急早医。

分部诗

寸弱阳虚病可知，关为胃弱与脾衰。

欲求阳陷阴虚病，须把神门两部推。

弱主气虚之病。仲景曰：阳陷入阴，故恶寒发热。又云：弱主筋，沉主骨，阳浮阴弱，血虚筋急。柳氏曰：气虚则脉弱，寸弱阳虚，尺弱阴虚，关弱胃虚。

【提要】 弱脉为沉细应指无力之脉。主气血两虚。

【注释】

① 萎：病名。以四肢软弱无力为主症，尤以下肢痿弱，足不能行为多见。

【白话解】

弱脉的脉象为极软而兼沉细，用力按压方可触及，举手轻取则无。

脉象：弱脉往来无力，按之柔弱，柔弱中又兼细象，沉取方得，浮取不应。为阳陷于阴，精血亏弱之象。老年人见弱脉犹可，青少年见之则非吉象。

主病：弱脉主阴血不足，阳气虚衰，恶寒发热，骨筋痿废，易惊多汗，精神疲惫等病。治疗以益气调营为主，宜及早医治。

分部主病：弱脉见于寸部，主阳虚之病；见于关部，主胃弱与脾虚；如果要诊断阳陷阴虚之病，必须在神门两部推循诊察。

【解析】

弱脉为不足之脉，其力弱，其势软，其形细，其位沉。弱脉是气血俱虚所致。此气指阳气，血指精血。弱脉与濡脉相类，皆为细软之脉，但弱见于沉位、濡见于浮位；弱脉与濡脉皆主正气不足，但弱脉所主阳衰甚于阴伤、濡脉所主阴伤甚于阳衰。

弱脉与微、濡、细脉鉴别。

从脉象上看，四脉皆有细软之象，但弱脉在沉位，表现为沉细软；微脉的搏动在四脉中最弱，表现为极细而软，似有似无，至数不清；濡脉脉位偏浮，即浮细软；细脉脉体细如线，但应指明显。

从主病上看，四脉皆主气血虚损，其中弱脉还见于阳虚、阴虚之证及诸虚劳损等；微脉则见于阳衰气损、阴阳气血诸虚较重者；濡脉见于气虚、亡血、自汗、遗精、飧泄、骨蒸及诸虚证；细脉又主诸虚劳损和湿病。

从脉象形成的机制看，四脉皆因阳气虚衰，阴血亏少，鼓动无力，充盈不足所致，细脉和濡脉亦可由湿邪阻遏脉道，气机不畅血行受阻所致。

从现代研究来看，弱脉与心搏出量明显减少，周围循环衰竭等因素有关。从血流动力学机制研究看，弱脉主要与心排血量减少，总外周阻力增加有关，其射血前期／左心室射血时间比值增大。从血液流变学机制方面，通过对二尖瓣狭窄患者血液流变性观测结果表明，弱脉的形成与全血黏度升高有关，全血黏度升高可能与红细胞聚集性增加及心泵射血速度降低、射血量减少有关。从血液流变学和血流动力学综合机制方面看，弱脉患者由于心泵功能低下，循环血量减少，血流速度减慢，导致局部缺氧，使血液 pH 降低，红细胞变形性降低和聚集性增加，导致高黏血症。全血黏度升高又使血液循环减弱，心排血量进一步减少，形成恶性循环。现代医学认为，弱脉是指脉搏强度较弱的一种脉搏。它通常提示两点：① 每搏心排血量低下引起脉压显著降低。② 由于血管痉挛引起的脉搏波衰减增加，这种血管痉挛发生于交感神经系统活动亢进，如在失血后或患者正在寒战时。因此，弱脉主要是有效循环血容量的严重不足，心功能衰竭，使心脏每搏输出量显著减少，血压下降，血管内压力减弱，血管弹性回缩，脉道变细，脉搏无力。弱脉可视为气血极度虚弱的脉象。

临床上，心源性休克、心力衰竭、慢性消耗性疾病导致机体功能衰竭时，常见此脉象。

散（阴）

【原文】

散脉，大而散。有表无里（《脉经》），**涣漫不收**（崔氏），**无统纪，无拘束，至数不齐，或来多去少，或去多来少。涣散不收，如杨花散漫之象**（柳氏）。

戴同父曰：心脉浮大而散，肺脉短涩而散，平脉也。心脉软散，怔忡；肺脉软散，汗出；肝脉软散，溢饮；脾脉软散，胕肿，病脉也；肾脉软散，诸病脉代散，死脉也。《难经》曰：散脉独见则危。柳氏曰：散为气血俱虚，根本脱离之脉，产妇得之生，孕妇得之堕。

体状诗

散似杨花散漫飞，去来无定至难齐。

产为生兆胎为堕，久病逢之不必医。

相类诗

散脉无拘散漫然，濡来浮细水中绵。

浮而迟大为虚脉，芤脉中空有两边。

主病诗

左寸怔忡① 右寸汗，溢饮② 左关应软散。

右关软散胕肿胕③，散居两尺元气乱。

【提要】　散脉为浮大散乱无根之脉，为脏腑之气将绝，或正气衰竭之象。

【注释】

① 怔忡：病名，心跳剧烈之症，不能自主。常由心悸或

惊悸进一步发展而来。

② 溢饮：水饮病之一，为饮溢于肌肤之病证。

③ 胕肿跗：从小腿到足均肿之意。

【白话解】

散脉的脉象为大而散，有表无里。涣散不收。脉跳不规则，不整齐，至数没有规律，有时来势较猛去势较缓，有时却来势较缓而去势较盛。散脉涣散不收，就像杨花飘浮在空中那样散漫无踪。

脉象：散脉的脉象就似杨花在空中散漫飞舞一样，来去或盛或缓，至数不齐。产妇见散脉为分娩之征象，而孕妇见散脉则为堕胎之先兆。若久病之人突见散脉，为脏腑之气将绝之危象。

相类脉：散脉为脉跳不规则，浮而虚大，散漫无根；濡脉为浮而细软，似漂浮在水中的绵絮一样。浮而迟大，按之无力的为虚脉，浮而中空，周边充实的为芤脉。

主病：散脉见于左寸，主怔忡，见于右寸，则为汗证；散脉见于左关，主溢饮；散脉见于右关，主足背踝部肿胀；散脉见于两尺部，则主脏气将绝，生命垂危之证。

【解析】

散脉浮散无根，至数不齐，多由元气大虚所致。其脉象最显著的特点是"散似杨花无定踪"。另外，不可概以散脉为死脉，其只是元气大虚，若阴阳不相离决，温补元气仍可救治。

现代医学研究表明：散脉是由于心脏异位起搏点自律增高，或环行运动及多处微型折返等因素导致心搏出量明显降低，血管阻力减弱，周围血管扩张，血压下降而形成的。散脉的出现与心搏排血量忽多忽少，心率忽快忽慢，心律不齐等因素密切相关。从心电图对照来看多见于心房纤维颤动，兼室性早搏，或心房扑动。与散脉相应的心电图改变有：①中等频率的慢性持续性房颤时可出现散脉。因房颤时，心律绝对不规则，心室充盈时间不等，使左心室每搏心排血量有显著差别，甚至有的收缩，血液不能排至主动脉系统，故显散脉。②频发或多源性早搏可见于心肌损害，如心肌炎、心肌病及洋地黄中毒时。散脉多见于风湿性心脏病二尖瓣狭窄、冠心病、心肌病、甲亢等，慢性缩窄性心包炎时也可发生，但较少见。

临床上，散脉多见于风湿性心脏病二尖瓣狭窄、冠心病、心肌病、甲亢等。

细 (阴)

【原文】

细脉，小于微①而常有，细直而软，若丝线之应指（《脉经》）。

《素问》谓之小。王启玄言如莠②蓬，状其柔细也。《脉诀》言：往来极微。是微反大于细矣，与经相背。

体状诗

细来累累③细如丝，应指沉沉无绝期。

春夏少年俱不利，秋冬老弱却相宜。

相类诗

　　见微脉、濡脉。

主病诗

　　　　细脉萦萦血气衰，诸虚劳损七情乖。

　　　　若非湿气侵腰肾，即是伤精汗泄来。

分部诗

　　　　寸细应知呕吐频，入关腹胀胃虚形。

　　　　尺逢定是丹田冷，泄痢遗精号脱阴。

　　《脉经》曰：细为血少气衰。有此证则顺，否则逆。故吐衄得沉细者生。忧劳过度者，脉亦细。

　　【提要】　细为至数分明但气势如线之脉。主虚证，因阴血亏少脉道不充而脉细如线。

　　【注释】

　　① 小于微：作"小大于微"。言较微脉稍大之意。

　　② 萦：草名，田间杂草。

　　③ 累累：连续不断。

　　【白话解】

　　细脉之象较微脉稍大而应指明显，细直而且柔软无力，就像丝线那样虽细但应指明显。

　　脉象：细脉的脉象虽细弱如丝但却连绵不绝，应指明显，无有终绝，春夏之季，或少年之人见细脉，均为不吉之象，因春夏阳气趋于外，气血鼓动于外，少年之人生机旺盛，气血勃然，若见细脉，则预示着疾病发生。秋冬之季，或年老体弱之人见细脉，则为脉证相宜。

　　相类脉：见微脉、濡脉。

主病：细脉萦细如丝，绵绵不绝，主病为气血虚损，诸虚；劳损，以及七情不和所致之病。如果不是湿浊之气内袭腰肾，就是精气内伤，虚汗外泄之病。细脉见于寸部，主呕吐频作之病；细脉见于关上，主脾胃虚弱，腹胀；细脉见于尺部，主丹田虚冷，真阳不足，泄痢，遗精，脱阴等。

【解析】

细脉如线，但应指明显。主气血两虚、诸虚劳损、湿邪内困之证。气血两虚，营血亏虚不能充养脉道，阳气不足无力鼓动血液运行，故脉体细小。湿邪阻遏脉道时，亦可见细脉。

现代医学认为，形成细脉的机制主要有以下几个方面的因素。

1. 血容量不足：由于吐、泻或大汗伤阴，引起体液大量丢失，形成阴虚性细脉；由于各种出血，包括吐血、衄血、便血和外伤性出血，致血容量不足，通过神经体液调节机制，使血管床收缩，因而出现细脉。

2. 心脏每搏输出量降低，使血管内压力降低，中小动脉代偿性收缩变细。

3. 桡动脉收缩：如体内有某些缩血管物质存在，可使中小动脉处于收缩状态，以致脉细如线。

4. 虚证：如心力衰竭、心源性休克早期，心阳虚衰，使心排血量降低，血压下降，血管内压力不足，使动脉回缩而显细脉；又如体虚或精神过度紧张等，可产生细脉；慢性消耗性疾病，小肠吸收不良等也可致细脉。一般来说，由于心功能不全或血容量不足所致的细脉，多细而无力，心功能正常或强健者，仅因动脉收缩所致的细脉，则细而有力。

伏（阴）

【原文】

伏脉，重按着骨，指下裁①**动**（《脉经》）。**脉行筋下**
（《刊误》）。

《脉诀》言：寻之似有，定息全无，殊为舛谬。

体状诗

　　　　伏脉推筋着骨寻，指间裁动隐然深。
　　　　伤寒欲汗阳将解，厥逆脐疼证属阴。

相类诗

　见沉脉。

主病诗

　　　　伏为霍乱吐频频，腹痛多缘宿食停。
　　　　蓄饮老痰成积聚，散寒温里莫因循。

分部诗

　　　　食郁胸中双寸伏，欲吐不吐常兀兀②。
　　　　当关腹痛困沉沉，关后疝疼还破腹。

　　伤寒，一手脉伏曰单伏，两手脉伏曰双伏，不可以阳证
见阴为诊，乃火邪内郁，不得发越，阳极似阴，故脉伏，必
有大汗而解。正如久旱将雨，六合阴晦，雨后万物皆苏之
义。又有夹阴伤寒，先有伏阴在内，外复感寒，阴盛阳衰，

四肢厥逆，六脉沉伏，须投姜附及灸关元，脉乃复出也。若太溪、冲阳皆无脉者，必死。《脉诀》言：徐徐发汗。洁古以麻黄附子细辛汤主之。皆非也。刘元宾曰：伏脉不可发汗。

【提要】　伏脉为脉位较深，按至筋骨始得或脉伏而不显之脉。主寒证或痛极。寒邪内伏，闭气不达于外，故脉伏而不出。痛极气闭，脉亦见伏。

【注释】

① 裁：通"才"，指刚刚，方才。

② 兀兀：昏昏沉沉的样子。

【白话解】

伏脉之脉象要用力重按，手指至骨才能感觉到搏动。好似在筋膜下搏动。

脉象：伏脉必须用力按压至骨，循骨推动筋肉才能感觉它的跳动。只有至骨，指下才能觉察到隐然而动，脉位是非常深的。伤寒见之为阳气回苏，欲汗出而解之象。四肢厥冷、脐腹冷痛之病见之，是为阴寒内郁之阴证。

主病：伏脉主霍乱，呕吐频作而不止之病；亦主腹痛，其原因多由宿食内停；水饮停蓄于内，顽痰蕴结于里，日久则成积聚之病，也可出现伏脉，要因证施治，宜用温里散寒之法畅通血气，解郁破积，化痰逐饮。

分部主病：伏脉见于两寸，主食郁胸中，症见欲吐而吐不出，昏沉难受。伏脉见于关上，主腹痛身体困重。伏脉见于关后尺部，则主疝气疼痛剧烈。

【解析】

伏有隐伏之意，伏脉显现部位幽隐难见，浮、中、沉均不可得。脉隐于筋下，附于骨上，须推筋着骨仔细寻找，才能触及脉搏跳动。伏脉的"势"因见证不同，可强可弱。若为阳郁则势劲，若为阳衰则势小。因其幽隐，脉体多小，其速率可数可迟，分主火郁、阴寒之证。伏脉主病大抵分见于两类截然不同的病证。一类属实，见于气闭、热闭、寒闭、痛闭或痰食阻滞、气血不通；另一类属虚，见于阴寒偏盛、阳衰欲脱或霍乱吐利、气阴两伤、寒绝四逆之证。

临床上，伏脉较少与其他脉象相兼出现，这是因为伏脉形成机制为邪闭和阳微，脉气沉潜，无力外浮导致伏脉，以脉位极深为特征，故凡阳盛外鼓，血流滑利的脉象和浮脉类脉象不可能与伏脉相兼，伏脉的相兼脉较少。若有相兼脉，则多与细脉、涩脉、迟脉、数脉相兼出现。

伏脉的形成与血容量显著减少，血压下降，心排血量降低，末梢循环衰竭有关。当心室颤动时，心脏无排血功能，脉无搏动，脉亦伏而不见。

临床上，伏脉多见于心衰、脑出血昏迷、虚脱、失血脱水及雷诺病，亦可见于累及肱动脉的大动脉炎。

动（阳）

【原文】

动乃数脉，见于关上下，无头尾，如豆大，厥厥[①]动摇。

仲景曰：阴阳相搏名曰动，阳动则汗出，阴动则发热，形冷恶寒，此三焦伤也。成无己曰：阴阳相搏，则虚者动，故阳虚则阳动，阴虚则阴动。庞安常曰：关前三分为阳，后三分为阴，关位半阴半阳，故动随虚见。《脉诀》言：寻之似有，举之还无，不离其处，不往不来，三关沉沉。含糊谬妄，殊非动脉。詹氏言其形鼓动如钩、如毛者，尤谬。

体状诗

> 动脉摇摇数在关，无头无尾豆形团，
> 其原本是阴阳搏，虚者摇兮胜者安。

主病诗

> 动脉专司痛与惊，汗因阳动热因阴，
> 或为泄痢拘挛病，男子亡精女子崩。

仲景曰：动则为痛、为惊。《素问》曰：阴虚阳搏，谓之崩。又曰：妇人手少阴脉动甚者，妊子也。

【提要】 动脉为脉体短小，滑数如豆之脉。主惊恐、疼痛、亡精、崩中等病证。

【注释】

① 厥厥：短的样子。

【白话解】

动脉属数脉类，一息五六至，动脉见于关部上下，脉体短小，无头无尾如豆一样大，脉体虽短但应指明显，摇动不休。

脉象：动脉摇动不休，一息六至，见于关上，无头无尾恰似豆粒一样跃动，应指明显。出现动脉的原因为阴阳两气相搏结，虚者则摇动，胜者则安静。

主病：动脉专主疼痛与惊恐。亦主阳气不足之自汗，阴亏不能制阳之发热。泄痢、拘挛、男子亡精、女子崩中等病，也可出现动脉。

【解析】

动脉脉形如豆，厥厥动摇，滑数有力，容易作鉴别，是由气机升降失和，阴阳相互搏击而致气血冲动所致。其主疼痛、惊恐。凡此当于发病时，常为一过性。女子手少阴脉动，常示妊娠，临床上极具参考价值。

现代医学研究发现，动脉的形成是交感神经兴奋、心脏收缩力增强、小动脉收缩，但血容量没有改变的结果。

促 (阳)

【原文】

促脉，来去数，时一止复来（《脉经》）。**如蹶之趣**[①]，**徐疾不常**（黎氏）。

《脉经》但言数而止为促。《脉诀》乃云：并居寸口，不言时止者，谬矣。数止为促，缓止为结，何独寸口哉！

体状诗

促脉数而时一止，此为阳极欲亡阴。

三焦郁火炎炎盛，进必无生退可生。

相类诗

见代脉。

主病诗

　　促脉惟将火病医，其因有五细推之，

　　时时喘咳皆痰积，或发狂斑与毒疽。

　　促主阳盛之病。促、结之因皆有气、血、痰、饮、食五者之别。一有留滞，则脉必见止也。

　　【提要】　促脉为脉来急数，时而一止，止无定数之脉。主阳盛热实，气、血、痰、食停积之病；阳热亢盛，故脉来急数；阳盛阴衰，阴不遂阳，故脉来时止，止无定数。

　　【注释】

　　① 如蹶（jué 绝）之趣（cù 醋）：像腿脚不利之人快步行走一样。蹶，指脚上肌肉萎缩行走不利，跌倒；趣，同"促"，急走。

　　【白话解】

　　促脉的脉象为往来急数，时有停止，随即又恢复跳动。就像腿脚不利之人快步疾行一样，快慢不一。

　　脉象：促脉的脉象为脉来急数，时有一止，这是阳热盛极，阴气欲亡之象。促脉主三焦郁火充盛，阳热内炽，若歇止次数增加则病情加重，若歇止次数减少则说明病情缓解。

　　主病：促脉是火热内盛之象，但细究其因，有气、血、痰、饮、食五因之别，应详加推敲。时时喘咳者，多由痰积，而精神狂乱，肌肤发斑，或出现毒疽的，则为火热炽盛所致。

　　【解析】

　　促脉主阳盛实热，气、血、痰、饮、宿食停滞，亦主肿痈。阳盛实热，阴不和阳，故脉来急数而时有歇止。凡气、血、痰、食、郁积化热及肿痈等证，均可见脉促有力；若促而细小无力，多是虚脱之象，临床应加注意。

临床上，促脉可见于两个方面疾病：一是高热；二是心脏本病，或二者同时存在。常见于快速型心房纤颤，心动过速伴有期前收缩，以及部分二度房室传导阻滞。在青少年中，窦性心动过速者伴有明显的窦性心律不齐时，也可出现促脉。亦可见于非阵发性结性心动过速伴部分传导阻滞，或心房扑动持续 2:1 房室传导阻滞伴 4:1 传导阻滞时。

结 (阴)

【原文】

结脉，往来缓，时一止复来 (《脉经》)。

《脉诀》言：或来或去，聚而却还。与结无关。仲景有累累如循长竿曰阴结，蔼蔼如车盖曰阳结。《脉经》又有如麻子动摇，旋引旋收，聚散不常者曰结，主死。此三脉，名同实异也。

体状诗

结脉缓而时一止，浊阴偏盛欲亡阳。

浮为气滞沉为积，汗下分明在主张。

相类诗

见代脉。

主病诗

结脉皆因气血凝，老痰结滞苦沉吟。

内生积聚外痈肿，疝瘕为殃病属阴。

结主阴盛之病。越人曰：结甚则积甚，结微则积微，浮结外有痛积，伏结内有积聚。

【提要】　结脉为脉来缓慢，时有一止，止无定数之脉。主病为"结"。包括阴、阳、气、血、水之结，故为痰、瘀、积、聚、疝、瘕阻碍气机之象，当与代脉相鉴别。

【白话解】

结脉，来去缓慢，时有一止，止而复来。

脉象：结脉迟缓，时有一止，为阴寒偏盛，结于体内，阳热不足，正气衰减之象。结而兼浮主气滞，结而兼沉主阴寒固结，前者应辛温发汗，后者宜辛通导滞。

相似脉：见代脉。

主病：凡结脉均因气血凝滞不通所致，老痰结滞于内，阻滞气血，不通则痛。内生之积聚与外生之痈肿，以及疝瘕等阴性病证，均可见结脉。

【解析】

促、结、代三种脉象皆表现为节律异常。结脉是由阴盛而阳不和所致，故脉缓慢而时一止，凡寒痰瘀血、气郁不疏均可阻滞脉气，而出现结脉。结脉出现时，在心电图上可见窦性心律不齐、心房纤颤、期外收缩、逸搏和房室传导阻滞。

代 (阴)

【原文】

代脉，动而中止，不能自还，因而复动（仲景）。**脉至还入尺**①，**良久方来**（吴氏）。

脉一息五至，肺、心、脾、肝、肾五脏之气，皆足五十动而一息，合大衍之数，谓之平脉。反此则止乃见焉，肾气不能至，则四十动一止；肝气不能至，则三十动一止。盖一脏之气衰，而他脏之气代至也。经曰：代则气衰。滑伯仁曰：若无病，羸瘦脉代者，危脉也。有病而气血乍损，气不能续者，只为病脉。伤寒心悸脉代者，复脉汤主之。妊娠脉代者，其胎百日。代之生死，不可不辨。

体状诗

动而中止不能还，复动因而作代看。

病者得之犹可治，平人却与寿相关。

相类诗

数而时止名为促，缓止须将结脉呼。

止不能回方是代，结轻代重自殊涂②。

促、结之止无常数，或二动、三动，一止即来。代脉之止有常数，必依数而止，还入尺中，良久方来也。

主病诗

代脉元因脏气衰，腹疼泄痢下元亏。

或为吐泻中宫病③，女子怀胎三月兮。

《脉经》曰：代散者死。主泄及便脓血。

五十不止身无病，数内有止皆知定。

四十一止一脏绝，四年之后多亡命。

三十一止即三年，二十一止二年应。

十动一止一年殂，更观气色兼形证。

两动一止三四日，三四动止应六七。

五六一止七八朝，次第推之自无失。

戴同父曰：脉必满五十动，出自《难经》；而《脉诀》五脏歌，皆以四十五动为准，乖于经旨。柳东阳曰：古以动数候脉，是吃紧语。须候五十动，乃知五脏缺失。今人指到腕臂，即云见了。夫五十动，岂弹指间事耶？故学者当诊脉、问证、听声、观色，斯备四诊而无失。

【提要】　代脉脉象为脉来一止，良久方来，止有定数。其病机有二：一为脏气衰微，致气血两虚；二为邪气阻滞，如风证、痛证及跌打损伤等。

【注释】

① 脉至还入尺：言当代脉逢歇止之时，脉气好似流入尺泽一般，此时寸关尺三部脉均无脉搏跳动。故有"脉至还入尺"之说。

② 殊涂：殊途，此作不相同解。

③ 中宫病：中焦脾胃病变。

【白话解】

代脉，搏动中突然中止，不能自行恢复，只有待下一轮搏动。此正如脉气回流尺泽，歇止后良久才至。

脉象：脉搏搏动中止却不能恢复，下一次搏动复出现者应视为代脉。有病之人出现代脉，尚可医治；若看似正常之人出现此脉，则会影响寿命。

相似脉：脉来急促而时有一止者为促脉；脉来缓慢而时有一止者为结脉；有歇止却不能自行恢复者为代脉。结脉示病情尚轻，代脉则提示病情深重，二者很是不同。

主病：代脉是由脏气衰微，元阳不足所致，故凡因下元亏损所致的腹痛、泄痢，中阳不足所致的脾胃虚弱、呕吐泄泻等，均有出现代脉之可能。至于妇女怀孕三月之后，偶见代脉者，为元气不足之征兆。

【解析】

代脉主脏气衰微，亦主风证、痛证、七情惊恐、跌打损伤。以代脉看预后应视病种及病情而定。例如，心梗患者出现代脉，可视为危候，但也有一定的治愈率。其他如冠心病、心肌病等出现代脉，并非均为险征。这些须结合其他症状诊察。

与相似脉的鉴别：

1. 与鬼祟脉的鉴别

代脉的强弱脉搏交替出现的时间不相等，即弱的一次搏动距前一个强搏动时间较短，而距后一个强搏动的时间较长；鬼祟脉象表现脉搏强弱交替出现，但每搏之间的时限间距绝对相等。

2. 与结脉的鉴别

结脉与代脉同为脉搏动中有止，止而复来的脉象。但结脉的脉搏歇止无规则性（止无定数）；代脉的脉搏歇止有规律性（止有定数），此为两脉区别的基本要点。

形成机制：代脉是心脏出现期前收缩，或房室传导比例为 3∶2 的二度传导阻滞，或窦性节律呈固定比例发生联律性改变，如二联律（1∶1）、三联律（2∶1）、四联律（3∶1）、五联律（4∶1）等形成的，故代脉也是多发性结脉的一种。其血流动力学的改变相同于结脉。由于心脏活动发生固定节律不整，脉搏亦相应出现联律性改变，即脉来时有一止，止有定数。

四言举要

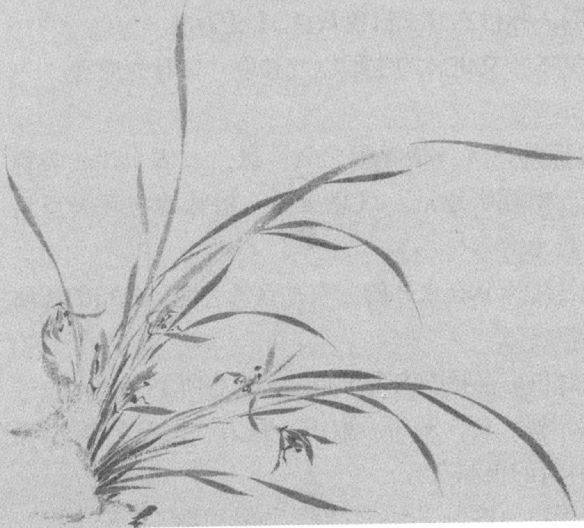

经脉与脉气

【原文】

脉乃血派，气血之先。血之隧道，气息应焉①。

其象法地②，血之府也。心之合也③，皮之部也。

资始于肾④，资生于胃⑤。阳中之阴⑥，本乎营卫⑦。

营者阴血，卫者阳气。营行脉中，卫行脉外。

脉不自行，随气而至。气动脉应，阴阳之谊。

气如橐龠⑧，血如波澜。血脉气息，上下循环。

十二经中，皆有动脉⑨，惟手太阴，寸口⑩取决。

此经属肺，上系吭嗌⑪。脉之大会，息之出入。

一呼一吸，四至为息。日夜一万，三千五百。

一呼一吸，脉行六寸。日夜八百，十丈为准。

【提要】　本条文讲脉的生理以及独取寸口脉之原理。

【注释】

①　气息应焉：气，指呼吸之气。息，人体一呼一吸称一息。气息，指呼吸运动。气息应焉，指脉搏与呼吸息息相关。

②　其象法地：脉在人体的分布，就像大地上分布的江河一样。

③　心之合也：言脉既内合于心，又为心所主。

④　资始于肾：资，获得，取得。肾为"先天之本"，元气之根。言脉气的根源在肾。

⑤　资生于胃：胃为"水谷之海"与脾同称"后天之本"，

即由脾胃运化的水谷精微，不断地滋养先天元气。言脉气不仅根源于肾，还依赖胃气的资培，方能显示作用。

⑥ 阳中之阴：指脉气的阴阳属性。气属阳，而脉属阴，脉气又在脉内，故脉气属阳中之阴。

⑦ 本乎营卫：营，即营气，由水谷精气所化生，行于脉中，具有化生血液的作用。卫，卫气，由水谷悍气所化，行于脉外，具有调控、温煦血脉的作用。意指脉气以营气与卫气为本。

⑧ 橐龠（tuó yuè 驼月）：风箱。

⑨ 动脉：指十二经皆有经气到达体表血脉搏动之处。非现代医学动、静脉之"动脉"。

⑩ 寸口：又称气口、脉口。两手腕桡骨头桡动脉搏动之处，属手太阴肺经。肺经"太渊"穴去鱼际仅一寸，故称寸口，意指出入往来之处。

⑪ 吭嗌（háng yì 杭义）：指喉咙。

【白话解】

脉乃指血脉，是气血运行的先决条件，是血液运行的通道。脉之搏动与呼吸息息相关。脉在脏腑、筋肉、四肢百骸分布的情形，犹如大地上百川派别，纵横交错，相互沟通，脉乃储血运血的器官，内合于心，为心所主，外行皮肤濡养皮肉。

脉气根源于先天之本的肾之元气，受滋养于后天之本之胃气。脉气属阳中之阴。脉气功能的发挥，亦要依赖行于脉中属阴之营气和行于脉外属阳之卫气的功能的实现。

血液在脉管不能独自运行，一定要受脉气推动才能运行。脉气鼓动，血液随之运行，故气为阳，血为阴。脉气行血，亦是阴阳互根互用关系的体现。脉气的鼓动正如风箱之鼓动，血脉中血液受脉气之推动则波澜起伏，上下来去，往复无休地运行于周身脉管中。

全身十二正经中，每条经脉在体表所过部位都有可以切诊脉动的地方，但一般在手太阴脉所过的寸口处诊脉以决断病情。手太阴经属肺脏，上联系咽喉，是呼吸之气出入的要道，肺又"朝百脉"，为脉气聚会之处。因此，诊候肺经所过的"寸口"动脉，便可测知全身气血的盛衰变化。

人的一呼一吸间隔时间为一息，每一息的时间寸口脉搏动四次。人在一昼夜的时间内呼吸的息数为一万三千五百息。血液在脉中流行与呼吸的关系，大约一呼一吸血液流行前进六寸，在一昼夜里共流行八百一十丈。

【解析】

此段提纲挈领地阐明了血液循环的路径，更重要的是，描述了以心肺为功能核心运行气血行使其功能的特征。

脉气以肾中元气为根，以水谷精微为资助。诊察脉象时，尺脉沉取应指有力，是为有"根"；不浮不沉，不快不慢，从容和缓，节律一致，是为有"胃气"，脉象柔和有力，即所谓冲和之象，是为有"神"。若病中之人肾气犹存，先天之本不绝，为有根之脉，便还有生机。而诊察胃气的盛衰有无，对判断疾病的进退吉凶有重要的临床意义。因此，诊脉时，察胃、神、根是最关键的。

脉气，作为一种气，其生成与肾中精气、脾胃运化的谷气及肺吸入的清气这些物质密切相关。而这些物质来源，又分别组成了元气、卫气、营气、宗气、经络之气、脏腑之气等。这正是原文论述脉气必及营卫、胃肾的主要原因。本段认为脉气的生成、功能都不能脱离整体联系而孤立的存在。五脏之气中，脾气、肺气、肾气在脉气的生成、功能方面都有重要作用。宗气之"贯心脉"助心行血；营行脉中之生血液、荣养血液；卫气行于脉外与营气阴阳相随对脉道、血液都起着温煦、调控的作用。由于气的组成成分主次的差异，分布部位的不同，表现的作用亦有区别，而有许多不同名目的气，脉气就是其中之一。实际上人身内只有一气贯通全身，那就是元气，或称真气。因此不能孤立地认识人体内诸多不同名目的气，应从根本上去认识它们，就不至于困惑。如元气布于胸中则为宗气；宗气布于脉外则为卫气；贯于脉中则为营气；元气布于脏腑则为脏腑之气；布于血脉则为脉气。

《黄帝内经》中有"三部九候"遍诊法，即将人体分为"上部头""中部手""下部足"三个大部分，以对应"天""人""地"三个主要诊察疾病之"动脉"，称为"三部九候"。仲景《伤寒杂病论》有"三部相参法"。三部即"人迎"（颈动脉搏动处）以候胃气；"寸口"（桡动脉搏动处）以候十二经；"跌阳"（足背动脉搏动处）以候胃气。

此段指出了脉的搏动与呼吸运动息息相应。对此问题的具体理解，可参考"一呼一吸，四至为息，日夜一万，三千五百。一呼一吸，脉行六寸，日夜八百，十丈为准"。古人将一呼一吸称为"一息"，正常人"一息之间，脉动四至"，一昼夜共呼吸一万三千五百息。血液在脉中的运行，一息之间约前进六寸，一昼夜共向前流行八百一十丈。

古人的这一认识，无论是每昼夜的呼吸次数还是每昼夜的血行距离，均与现代医学的认识相去甚远。但是，对于呼吸与脉搏之间的比例为1:4（一息四至）还是与现代医学认识相一致的。

此段还指出了脉在人体的存在并不是一个孤立的器官。脉在内与心相连通（心之合也），在外分布于皮肤、肌肉之间，贯通网络全身上下，保证人身各处的营养物质的正常供应（皮之部也）。这一认识，与现代医学循环系统的功能是契合的。此段还指出了脉气的生成及其属性。脉气是依赖于肾中先天之气而生的（资始于肾），因为肾为先天之本，肾中所藏元气又是人一身之气的根本。脉气生成后，要正常发挥其生理效应，又需要脾胃化生的水谷精微不断培育（资生于胃）。脉气为人体气的一种，气属阳，脉气亦当为阳，因为脉气只是内居脉中，又当归阴。所以，脉气属性为阳中之阴。

脉道本来不会自行搏动，它的搏动是随着气的鼓动而搏动的，有气的鼓动脉才能与之相应而产生搏动。所以，概括而言，脉搏的形成，完全是阴血与阳气相互作用的结果。这就是所谓"脉不自行，随气而至，气动脉应，阴阳之义"。另外，脉搏的产生除依赖于脉气外，也与营卫二气密切相关。营行脉中，卫行脉外，营卫循环则脉生生不息。血在脉中之所以能够循环不息，终生往复，全赖气的推动作用。气就像鼓风机一样，不断地产生动力，推动着血液，保证血行正常。然而气之所以在人体内输布全身各处，以发挥其营养、固摄、温煦、气化、防御等作用，又必须以血液为载体。可见，气血在运行过程中关系极为密切，血无气不生，气无血则不运，这也是人体气血阴阳互根互用的道理。

　　此段还提出了血液在脉管中的运行，并不是很平静地流动着的形象，而是犹如江河之波澜一波一波地向前涌进。这一认识与现代医学对人体血液循环的认识基本一致。现代医学认为，血液之所以在人体内沿着血管循环运行，是出于心脏的节律性舒张收缩引起压力的变化而产生血液循环动力的结果。心脏在快速射血期，由于心室肌快速收缩，驱使着心腔内大部分血液快速射入主动脉内，导致大动脉内血量与内压迅速增加。当快速射血之后，由于心室肌继续收缩，但这时的收缩力和室内压开始下降，射血速度随之减慢。在心室肌舒张时，动脉管壁因弹性回缩而容积缩小，迫使在射血期大动脉内所贮存的那部分血液向外周动脉流动，从而使其血容量与内压逐渐低于快速射血期。当下一次心动周期开始，又会出现下一个心脏快速射血，再次使主动脉与大动脉内血容量与内压急剧增高。由于心脏规律性的收缩与舒张，每收缩一次，主动脉与大动脉的血量就会迅速增多一次。这样就形成了血液运行犹如波澜的状态。动脉的脉搏形成，实质也就是由于大动脉的血管壁随着心室的舒缩而出现周期性的回缩和扩张的结果。中医诊脉所取的"寸口脉"其形成与意义虽与动脉脉搏不同，然而其脉搏波的扩布仍然是如同水波一样的扩布，从而出现"寸口脉"节律性地跳动。但需要注意的是这只是中医"独取寸口"理论的一个方面，关于"寸口脉"意义本书下文另有论述。

　　文中还论述了独取寸口脉诊病的原理。第二段中，寸口位于腕后桡动脉所在部位，此处为肺经所过之处，中医临床把它作为诊脉的主要部位。为什么诊寸口脉，探察其脉象变化就能判断人体的生理、病理状况呢？本段对其机制进行了分析。寸口为"此属肺经，上系吭嗌，脉之大会，息之出入"这一解释，应来源于《难经》，如《难经·一难》中说："十二经皆有动脉，独取寸口，以决五脏六腑死生吉凶之法，何谓也？然。寸口者，脉之大会，手太阴之动脉也。"另外，《素问·五脏别论》也指出："胃者，水谷之海，六腑之大源也，五味入口，藏于胃以养五脏气，气口亦太阴也。是以五脏六腑之气味，皆出于胃，变见于气口。"归纳以上内容，可以看出，诊寸口脉所以能够判断疾病，其原理主要是：寸口属手太阴肺经，为经气始终大会之处，又手太阴肺经起于中焦，中焦乃全身气血生化的发源地，且"肺朝百脉""经气归于肺"，所以寸口可以反映五脏六腑气血盛衰。

"独取寸口"理论是有一定优势的：一是有系统理论支持；二是可执简驭繁，"牵一脉而动全身"。然人体结构功能毕竟极其复杂，故医者临床每当四诊合参才能真正把握病证。

部位、诊法

【原文】

初持脉时，令仰其掌。掌后高骨 ①，是谓关 ② 上。

关前为阳，关后为阴。阳寸阴尺，先后推寻。

寸口无脉，求之臂外，是谓反关③，本不足怪。

心肝居左，肺脾居右。肾与命门，居两尺部。

魂魄谷神，皆见寸口。左主司官，右主司府。

左大顺男，右大顺女④。本命扶命，男左女右。

关前一分，人命为主。左为人迎，右为气口。

神门决断⑤，两在关后。人无二脉，病死⑥不愈。

男女脉同，唯尺则异⑦。阳弱阴盛，反此病至。

脉有七诊，曰浮中沉，上下左右，消息求寻。

又有九候，举按轻重。三部浮沉，各候五动⑧。

寸候胸上，关候膈下，尺候于脐，下至跟踝⑨。

左脉候左，右脉候右。病随所在，不病者否⑩。

【提要】　本条文主要讲脉诊时寸、关、尺的定位以及最基本的诊脉方法。

【注释】

① 高骨：指现代解剖学之桡骨茎突。

② 关：寸关尺的关部，其位置在桡骨茎突内侧旁。

③ 反关：有些人脉不见于寸口，而见于寸口背侧，此称"反关脉"，有一手"反关"，亦有两手"反关"者。现代医学解释是由于血管分布变异所致。

④ 左大顺男，右大顺女：左为阳，右为阴；男为阳，女为阴。故诊男子脉当以左手寸口脉稍大为顺，女子脉当以右手寸口脉稍大为顺。

⑤ 神门决断："神门"，此指《脉经》所称之两尺脉，非手少阴经"神门穴"。决断，指判断肾阴与肾阳衰竭与否以

判断患者的预后。

⑥ 病死：多指病重、难治，不一定都指死亡。

⑦ 唯尺则异：寸为阳，尺为阴，男子阳气偏盛，当以寸脉盛尺脉弱为宜，女子阴血偏盛当以尺脉盛寸脉弱为宜。

⑧ 各候五动：各候，指左右手分别诊候。五动，应指"五十动"。即每次诊脉时间，不应少于脉搏跳动五十次。必要时，诊脉时间还要延长，否则可能出现漏诊，如促、结代等节律不齐之脉不能诊出的情况。另一种说法，即理解成"三部九候"中，每部脉都要至少诊候五次搏动，五九四十五动，即约五十动，亦有道理。

⑨ 跟踝：两脚踝。

⑩ 否："不"。

【白话解】

切脉的时候，嘱就医者伸出手臂，掌心向上，自然摆平（放于脉枕上）。首先定位关脉在高骨隆起之处，关脉的前方为寸部，属阳；关部的后方为尺部，属阴。诊脉时，先把中指指腹准确布于脉之关部，然后食指和无名指指腹分别布于寸部和尺部，即可切脉。寸口脉不能触及脉之搏动，其外侧却能触及，这是"反关脉"，不必大惊小怪。

左寸主候心，左关主候肝，故说心肝居左。右寸主候肺，右关主候脾，故说肺脾居右。左尺候肾，右尺候命门，故说肾与命门居于两尺部。人的精神活动的变化规律，也都可以在寸口脉上反映出来。气与血的变化在脉象的反映是左寸口脉主司诊候气的变化，右寸口脉主司诊候血的变化。左寸口脉又称"人迎"，右寸口脉又称"气口"。左右手两尺脉又称"神门"，尺脉在关脉之后。"神门"是诊察肾阴、肾阳盛衰的主要部位，肾阳为全身诸阳之本；肾阴为全身诸阴之本。肾的阴阳不足，身体就虚弱。如果患者左右两尺脉都没有了，那病情就危重难以治愈了。

　　左为阳，右为阴；男为阳，女为阴。男子阳气偏盛，当以左手寸口脉稍大为顺；女子阴血偏盛，当以右手寸口脉稍大为顺，故说男左女右。男女的寸口脉是一致的，只有尺脉略有差异，如男女的尺脉强弱相反，就说明有了病变。

　　切寸口脉时所谓的"七诊"，即浮取、中取、沉取，单按上部的寸脉，单按下部的尺脉，既要诊候左手的寸口脉，也要诊候右手的寸口脉。运用"七诊"手法诊脉测病，既要上下比较，也要左右参照，做到全面仔细地体认脉象变化，以寻求病因，明辨病证。

　　诊法中还有所谓"九候"，即在寸、关、尺三部，每诊一部时，都必须经过轻手浮取（亦称"举"），稍重中取（亦称"寻"，不轻不重，委曲求之），重按沉取（亦称"按"）三种手法。每用一种手法时，都必须候到脉搏五次以上的搏动。凡属胸膈以上至头的病变，都可以在"寸部"诊候；凡属胸膈以下至脐以上的病变，都可以在"关部"诊候；凡属脐以下至足跟的病变，都可以在"尺部"诊候。左半身的病变还可以从左手寸、关、尺三部脉诊察而知；右半身的病变还可以从右手寸、关、尺三部脉诊察而知。这是因为，某一部分有了病变，脉象便相应地在寸口脉的某一部位反映出来，亦即"病随所在"的缘故。某一部分没有什么病变，相应的寸口脉某部脉象也就正常，并不发生什么异常变化，亦即"不病者否"。

【解析】

此段论述了诊脉的方法。只有采取正确的诊脉方法，才能准确地探察脉象，体察出脉象真实的变化情况，否则均会直接影响脉象的真实性。例如伸臂不能与心脏保持基本水平，过高或过低，或者布指不准等。医生应采取正确的指法。切脉时，受诊者之体位应取坐位或正卧位，手臂自然放平和心脏近于同一水平，直腕，手心向上，并在腕关节背部垫上脉枕。不正确的体位，会影响局部气血的运行而影响脉象的变化。医生在患者侧向左，用左手按诊患者的右手，用右手按诊患者的左手。诊脉布指时，首先用中指按在掌后高骨内侧关脉部位，三指应成弓形，指头平齐，以指腹按触脉体，因指腹感觉较为灵敏。布指的疏密要和患者的身长相适应，身长臂长者，布指宜疏；身短臂短者，布指宜密。部位取准之后，三指平布同时用力按脉，称为中按。为了重点地体会某一部脉象，还要用单按的指法。如诊寸脉时，微微提起中指和无名指；诊关脉时，则微提起食指和无名指；尺脉则提起食指和中指，此为单按。临床上中按和单按常配合使用。另外，应采取浮取（举）、中取（寻）、沉取（按）"三部九候"的诊法。

脏腑在寸口脉均有其配属的对应部位，即心、肝、肾分别配属于左手寸口的寸、关、尺三部，肺、脾、命门分别配属于右手的寸、关、尺三部。这里还提出了诊脉的两种方法，即七诊法与九候法。所谓七诊指的是浮、中、沉、上、下、左、右；九候指的是寸、关、尺三部脉在浮、中、沉三个脉位的不同变化。其内容一直都在临床上得到了综合运用。医生诊脉时，不仅要注意其浮、中、沉脉位的变化，而且还须注意左右两手的寸、关、尺三部的变化。只有对脉象变化从各方位进行全面探查，综合分析，真正了解它的变化所在，我们才能真正把脉象变化作为判断疾病的主要依据之一，充分发挥中医脉诊在诊断疾病中的作用。从寸口部切脉诊病，是中医独特的诊断方法之一。寸口脉这个微小的区域，之所以能够候测五脏六腑的病变，是因为它与五脏六腑均有一定的联系。这种联系除体现在与经脉有关外，五脏六腑在寸口也有相应的分候部位。目前较为统一的认识是：左手的寸、关、尺分别候以心、肝、肾；右手的寸、关、尺分别候以肺、脾、肾（命门）。这一理论已被长期的医疗实践证明是行之有效的，值得临床进行深入研究。寸口脉分候脏腑的理论，是古人长期医疗实践经验的总结，它不仅有一定的理论依据，而且对于临床诊病也确有一定的指导作用。古今医家根据这一理论来分析判断病情，具有较高的准确性。

临床上体察脉象一般应该注意以下几点。

1. 从脉位浅深体认脉象：轻取可得者，脉位较浅；重按始得者，脉位较深。这便初步分出浮脉与沉脉，也初步辨别了证候的表与里。

2. 从脉力强弱体认脉象：指下感觉脉搏动有力或无力。这便初步分出是实脉还是虚脉。虚脉是无力的脉，提示正气不足为主，其证候性质亦以虚证为主。实脉则是鼓指有力的脉，提示阳气邪气亢盛为主，其证候性质以实证为主。

3. 从脉来速率快慢体认脉象：一息脉动四至五次为正常

至数。若速率较快，超过这个值，便为"数"脉，多提示热证。若速率较慢，低于正常值，便是"迟"脉，多提示寒证。

4. 从脉动波幅大小体认脉象：脉动波幅小的，脉道较窄，多为细脉、濡脉、弱脉，或微脉，多示正气不足。脉动波幅大的，脉道较宽，如洪脉，多提示邪热有余。

5. 从脉搏的流利度体认脉象：脉搏往来流利如"小鱼游动"的多为滑脉，多示气血流畅，或有痰热，亦可示妇人初妊。脉搏往来不利如"轻刀刮竹"的多为涩脉，示气滞血瘀或伤精血少。

6. 从脉搏节律齐否体认脉象：正常脉象的节律是整齐而有节奏的。见节律不齐的则为病脉，主要有"促，时一止，止无定数"的"促脉"；"迟，时一止，止无定数"的"结脉"；"缓，时一止，止有定数"的"代脉"三种，均多见于心脏本身的病变，亦可提示其他病证。

五脏平脉

【原文】

浮为心肺，沉为肾肝。脾胃中州，浮沉之间。
心脉之浮，浮大而散。肺脉之浮，浮涩而短。
肝脉之沉，沉而弦长。肾脉之沉，沉实而濡。
脾胃属土，脉宜和缓。命门相火，左寸同断。
春弦夏洪，秋毛①冬石②。四季和缓，是谓平脉。

太过实强，病生于外。不及虚微，病生于内。

春得秋脉，死在金日。五脏准此，推之不失。

四时百病，胃气为本。脉贵有神，不可不审。

【提要】　本节阐述了四时、五脏正常脉象特点。

【注释】

① 毛：言浮而轻虚。

② 石：沉而有力。

【白话解】

浮取为心肺之象，沉取为肝肾之候。脾胃居于中焦，位于浮沉之间。心脉的脉象，浮中兼见大而散。肺脉之浮象，浮中又兼短而涩。

肝脉的浮象，沉中兼见弦而长。肾脉之沉脉，沉象中兼有实和软。脾胃在五行中属土，脉象以和缓为宜。命门相火，可从左右两尺部脉来推断。

春季之脉应见弦象，夏季之脉出现洪象，秋季之脉应见轻虚浮软之象，冬季之脉应见沉而有力之象。四季之中，脉应呈现和缓之象，这就说明是身体健康，正常脉象的反应。若在应弦、应洪、应毛、应石之时出现太过而强的变化，则是邪气由外侵犯所致之象。若出现不及或虚微之象，则是邪由内生侵犯内脏所成之病。春季出现了秋季之毛脉，为金来乘木，以五行生克预测，其死应在金日。

诊察四时之脉，测知百病之变化预后，总以脉有"胃气"为本。脉贵在有"神"，脉象冲和，不可不详加审察。

【解析】

此段主要论述了人体正常脉象。

1. **五脏平脉**：其一，五脏中分阴阳。具有上以应上，中以候中，下以候下，左以候左，右以候右的特点。如心肺位于上焦属阳，两手寸口属阳，故"浮为心肺"；肝肾同居下焦属阴，两尺脉为阴，故"沉为肝肾"；脾胃并居中焦，故处于"浮沉之间"的中位。左手脉候身体左侧的病变，右手脉候身体右侧的病变。其二，阴脏、阳脏再分别分阴阳。浮脉同为心肺之脉，但由于心为阳中之阳脏，应夏属火，故其脉浮大而散（洪脉）。肺为阳中之阴，应秋属金，故肺脏浮而涩短。虽然肝肾俱沉，但因肝为阴中之阳脏，应春属木、性主升发，故其脉沉而弦长。肾为阳中之阴脏，应冬属水，故其脉沉实而柔软等。

2. **四季平脉**：四时阴阳变化对人体必然产生影响，故脉象会随四时阴阳之气消长而变化。非但四时，天之风、雨、晦、明等引起脉象正常的变化均应为平脉范畴，这是中医天人相应的整体观。这早在《黄帝内经》中就有明确论述。如《素问·脉要精微论》所说："春应中规（圆滑），夏应中矩（宽大），秋应中衡（平衡），冬应中权（下沉）。"《素问·玉机真脏论》中也指出："春脉者，肝也。东方木也，万物之所以始生也。故其气来耎弱轻虚而滑，端直以长，故曰弦……夏脉者，心也。南方火也，万物之所以盛长也。故其气来盛去衰，故曰钩（洪）……秋脉者，肺也。西方金也，万物之所以收成也。故其气来轻虚以浮，来急去散，故曰浮……冬脉者，肾也。北方水也，万物之所以合藏也。故其气来沉以搏，故曰营（沉石之意）……脾脉者，土也，孤脏以灌四傍者也……善者不可得见……"《四言举要》中指出：

"春弦夏洪，秋毛冬石，四季和缓，是谓平脉。"以上对于四时平脉，虽然在描述上不完全统一，但其基本精神却是一致的，即人的脉象也顺应四时气候的变化而有相应的变化，这也是人体自身调节功能正常的一种反应。但需要说明的是，脉象虽有四季的春弦、夏洪、秋毛、冬石的不同，但其共同特点是必须具有从容和缓之象才是平脉；若失去从容和缓之象，即使是春弦、夏洪、秋毛、冬石也不一定是平脉。现代医学与研究结果表明，随着四时阴阳消长，寒暑往来，正常人的脉象及脉图的确存在着与自然界春生、夏长、秋收、冬藏的变化规律相适应的季节性变化特点。所以掌握四时脉象变化规律，对于临床观察和诊断疾病均有一定的指导意义。

四时脉象的形成机制：四季气候有春温、夏炎、秋凉、冬寒的不同，必然对人体产生不同的影响，表现在脉象上则有"春弦、夏洪、秋毛、冬石"的四时脉象。这主要是由于春天虽然阳气初生，气温由寒转温，但阴寒之气未尽去。这个季节万物开始生长，树木正待抽条向外伸展，因此，春气对脉象的影响，就表现为柔软而直长，状若琴弦的弦脉。夏季，阳气从春季的初生发展为盛隆至极，气候炎热，万物生长茂盛，树木呈现垂枝布叶，所以夏气对脉象的影响则出现脉体浮大宽阔，来盛去衰，状如波涛汹涌的洪脉。秋季阳气渐衰，气温渐凉，草木枯黄，人应收敛秋季之气，脉象则呈现轻虚以浮，《黄帝内经》称此为毛脉。冬季气候严寒，地冻冰封，万物潜藏，阳气内潜，人应冬气，脉象则如石沉水底，深沉内潜，呈现沉脉。关于四季脉象形成机制，现代医学研究结果证明，其形成可能与心血管功能及下丘脑—交感—肾上腺髓质功能活动的适应性调节有关。

辨脉提纲

【原文】
调停自气，呼吸定息。四只五至，平和之则。
三至为迟，迟则为冷。六至为数，数即热证。
转迟转冷，转数转热。迟数既明，浮沉当别。
浮沉迟数，辨内外因。外因于天，内因于人。
天有阴阳，风雨晦明。人喜怒忧，思悲恐惊。
外因之浮，则为表证。沉里迟阴，数则阳盛。
内因之浮，虚风所为。沉气迟冷，数热何疑。
浮数表热，沉数里热。浮迟表虚，沉迟冷结。
表里阴阳，风气冷热。辨内外因，脉证参别。
脉理浩繁，总括于四。既得提纲，引申触类。
【提要】 此条文阐述了浮、沉、迟、数四纲脉的特点。
【白话解】
　　医者诊脉时，令自己平静地一呼一吸，此一呼一吸定为一息。正常的脉象，一息四五次脉跳，则为数脉，数脉主热证。

　　脉跳越迟，提示阴寒越盛；脉跳越数，热势越重。迟数既已分清，然后再辨浮沉。辨清浮沉迟数四个纲脉，就可明析疾病之内因外因了。

　　自然界有阴、阳、风、雨、晦、明之变化，人有喜、怒、忧、思、悲、恐、惊七情之不同。外因引起的疾病出现浮脉象，则为表证；若见沉脉，则为表邪入里；若见迟脉象，则为阴证；若见数象则为阳盛。内因引起的疾病若见浮脉，则为阴精亏虚，阴不制阳，虚风内动；若见沉脉，则为气病；若见迟脉，则为内寒；若见数脉，则为阳热内盛。浮而兼数，为表热证；沉而兼数，为里热证；浮而兼迟，为表虚证；沉而兼迟，为内有冷结。表里阴阳之辨，风、气、冷、热之别，内因外因之分，可脉症合参，进行辨别。

　　尽管脉理浩繁，但总可用浮、沉、迟、数四种脉象来概括。掌握了此四纲脉，就可以纲举目张，触类旁通。

　　【解析】

　　本段论述了辨脉纲领。

　　1. 以脉力之太过与不及作为判断疾病的内外不同病因的纲领。

　　2. 以脉的浮沉迟数变化，作为判断病位深浅与病性寒热的纲领。

　　3. 提出了确定正常人脉率的尺度，即以息定至。

诸脉形态

　　【原文】

　　浮脉法天，轻手可得。泛泛在上，如水漂木。

有力洪大，来盛去悠。无力虚大，迟而且柔。

甚虚则散，涣散不收。有边无中，其名曰芤。

浮小为濡，绵浮水面。濡甚则微，不任寻按。

沉脉法地，近于筋骨。深深在下，沉极为伏。

有力为牢，实大弦长。牢甚则实，幅幅而强①。

无力为弱，柔小如绵。柔甚则细，如蛛丝然。

迟脉属阴，一息三至。小快于迟，缓不及四。

二损一败，病不可治②。两息夺精，脉已无气③。

浮大虚散，或见芤革。浮小濡微，沉小细弱。

迟细为涩，往来极难。易散一止，止而复还。

结则来缓，止而复来。代则来缓，止不能回。

数脉属阳，六至一息。七疾八极④，九至为脱。

浮大者洪，沉大牢实。往来流利，是谓之滑。

有力为紧，弹如转索。数见寸口，有止为促。

数见关中，动脉可候。厥厥动摇，状如小豆。

长则气治，过于本位。长而端直，弦脉应指。

短则气病，不能满部。不见于关，惟尺寸候⑤。

【提要】 本条文描述各种脉象及其相兼脉脉象。指出了损脉、败脉、夺精脉、疾脉、极脉、脱脉的概念及特点。

【注释】

① 幅（bì 必）幅而强：指实脉之脉象坚实有力。幅幅，原作郁结，这里作坚实解。

② 二损一败，病不可治：一息仅二至称"损脉"，而一息一至则称"败脉"，均属病情危重，极难救治。

③ 两息夺精，脉已无气：若脉跳两息才一至为亡精，预

示正气将绝。

④ 七疾八极：脉跳一息七至为"疾脉"；而一息八至则为"极脉"，均是阴精虚损，阳热亢盛的反应。

⑤ 不见于关，惟尺寸候：短脉脉体短小，不能满部，不见于关部，只表现于寸尺两部。

【白话解】

浮脉如天阳之气在上，轻取即可触及，如水中漂木，泛泛在上。在浮脉类中还兼见其他脉象。若浮而有力，来盛去衰则为洪脉；浮迟无力，脉体虽大但脉势柔软的为虚脉。

较虚脉散漫无根，重按则无者为散脉；浮大中空如按葱管者为芤脉；浮而细小，软绵无力为濡脉；比濡脉更加细软无力，中取沉取难见的为微脉。沉脉如大地主下，指下推筋着骨始得。在沉脉类还可兼见其他脉象。比沉脉更沉，甚则深伏不见者为伏脉；沉而有力，坚牢不移，长大而弦的为牢脉；比牢脉更为坚实有力的为实脉；沉而无力，细小软弱如绵者为弱脉；比弱脉更为细小无力，有如蛛丝的为细脉。

迟脉属阴脉，一息只有三至。迟脉类中还兼有其他脉象。比迟脉略快，一息刚够四至的为缓脉；一息只有二至甚或一至的，分别称之为"损脉"和"败脉"，主病重难医。而脉跳两息才有一至的为"夺精脉"，预示正气将绝。迟而兼细的是涩脉，脉来去极不流畅，处于迟滞流动之间，又见短且散之象。

脉来迟缓，时有一止，止无定数的为结脉；脉来迟缓，时有一止，止有定数，良久复跳的为代脉。

数脉为阳脉，一息六至。数脉类还兼有其他脉象。一息七至、八至的分别称为"疾脉"和"极脉"，一息九至的为"脱脉"。往来流利，应指圆滑者为滑脉；脉来绷急有力，如牵绳转索，左右弹动者为紧脉；数脉见于寸口，时有一止，止无定数的称为促脉。数脉见于关部，脉形短小如豆，急促搏动的为动脉。

长脉脉体超过寸部、尺部，可视为常脉。端直以长，如按琴弦，则为弦脉。脉体短小，不能满于寸部、尺部，是为短脉，为气血虚损之象。

【解析】

相兼脉的概念：一个单一的脉象，只能从一个侧面反映人体的生理或病理信息。然而人体是一个复杂的有机整体。因此，就会出现多种脉象同时存在的情况。因多数情况下，患者阴阳、寒热、虚实错杂，此时定出现"合脉"（两种以上的脉象同时出现）。诊脉的难度，正在于从细微的脉象变化中"提炼"出主要脉象，这需要医者的临床经验与"功力"，才能做到去伪存真，抓住重点。

诸脉主病

【原文】

一脉一形，各有主病，数脉相兼，则见诸证。

浮脉主表，里必不足[①]。有力风热，无力血弱。

浮迟风虚^②，浮数风热。浮紧风寒，浮缓风湿。

浮虚伤暑，浮芤失血。浮洪虚火，浮微牢极。

浮濡阴虚，浮散虚剧。浮弦痰食，浮滑痰热。

沉脉主里，主寒主积。有力痰食，无力气郁。

沉迟虚寒，沉数热伏。沉紧冷痛，沉缓水蓄。

沉牢痼冷^③，沉实热极。沉弱阴虚，沉细痹湿^④。

沉弦饮痛，沉滑宿食。沉伏吐利，阴毒^⑤积聚。

迟脉主脏，阳气伏潜。有力为痛，无力虚寒。

数脉主腑^⑥，主吐主狂^⑥。有力为热，无力为疮^⑦。

滑脉主痰，或伤于食。下为蓄血，上为吐逆。

涩脉少血，或中寒湿。反胃结肠^⑧，自汗厥逆^⑨。

弦脉主饮，病属肝胆。弦数多热，弦迟多寒。

浮弦支饮^⑩，沉弦悬痛。阳弦头痛，阴弦腹痛。

紧脉主寒，又主诸痛。浮紧表寒，沉紧里痛。

长脉气平，短脉气病。细则气少，大则病进。

浮长风痫^⑪，沉短宿食。血虚脉虚，气实脉实。

洪脉为热，其阴则虚。细脉为湿，其血则虚。

缓大者风，缓细者湿。缓涩血少，缓滑内热。

濡小阴虚，弱小阳竭。阳竭恶寒，阴虚发热。

阳微恶寒，阴微发热。男微虚损，女微泻血。

阳动汗出，阴动发热。为痛与惊，崩中失血。

虚寒相搏，其名为革。男子失精，女子失血。

阳盛则促，肺痈阳毒。阴盛则结，疝瘕积郁。

代则气衰，或泄脓血，伤寒心悸，女胎三月。

【提要】　本条文扼要讲述各种脉象之主病。

【注释】

① 浮脉主表，里必不足：浮脉主表证，但有时也主里虚不足之证。

② 浮迟风虚：阳气不足，肌表不固，易外伤于风邪，而出现浮而迟的脉象。

③ 痼冷：指寒凝体内，日久不愈。

④ 痹湿：湿痹。指感受湿邪而致周身关节疼痛、沉重。

⑤ 阴毒：病名。指阴寒之邪深伏于里，寒凝血滞气血不通。症见皮肤青紫，周身剧痛，咽喉痛，继则红肿腐烂。

⑥ 狂：病名。指心神被扰之躁狂证。

⑦ 有力为热，无力为疮：数脉为热证，实热炽盛，脉数有力。邪热内盛，腐肉成脓，伤及营血，正气受损，故脉数而无力。

⑧ 反胃结肠：反胃，病名。即饮食物吞下后又吐出来，除有热之外，血虚也可见此症。结肠，又称"肠结"，即肠中津液缺乏，大便秘结。

⑨ 自汗厥逆：阳气不能达于四肢，四肢厥冷、冷汗淋漓，总为寒凝血滞而见涩脉。

⑩ 支饮：痰饮病的一种。指饮在胸胁，上迫于肺，导致胸闷气喘，不得平卧。浮脉主表主上，弦脉主痰主饮，故浮弦脉可见于支饮证。

⑪ 风痫：痫病的一种。多因风痰上扰，蒙蔽清窍，致患者出现突然发作、昏倒、抽搐、目睛上视等癫痫症状。

【白话解】

不同的脉象主病不同。几种脉象相兼出现，则提示证

的复杂性。每一种脉均有不同的脉象和主病。几种脉象相兼
出现，即可诊察各种病证。浮脉一般主表证，若病变在里的
多为虚损诸证。浮而有力者为外感风热，浮而无力者为内伤
血虚。浮迟脉为气虚外感风邪，浮数为外感风热。浮紧为外
感风寒，浮缓为外感风湿。浮虚为伤暑，气阴两伤。浮芤为
失血，血失脉空。浮洪为火盛阴伤，浮微为虚损劳伤。浮软
为阴精虚损，浮散为气血虚极。浮弦为痰饮积聚，浮滑为痰
热内扰。沉脉主里证，又主里寒、积聚。沉而有力为痰饮食
积，沉而无力为气郁不畅。沉迟为虚寒内生，沉数为热伏于
里。沉紧为寒凝冷痛，沉缓为痰饮内停。沉牢为沉寒痼冷，
沉实为里热炽盛。沉弱为阴精虚损，沉细为湿邪痹阻。沉弦
为痰停作痛，沉滑为宿食内停。沉伏为呕吐腹泻，或为阴寒
毒邪聚积于内。迟脉属阴多主五脏病变。阳气伏潜，气血运
行迟缓。迟而有力为寒凝冷痛；迟而无力为虚寒内生。数
脉属阳多主六腑病变，又主胃热呕吐，心火发狂。数而有
力为实热，无力而数为疮疡。滑脉主痰饮、食积。在下可
为蓄血，在上可见呕吐。涩脉主阴血虚少，或寒湿入血。临
证可见呕吐、便秘，又可见自汗厥逆。弦脉主痰饮，病位在
肝胆。弦数多用实热，弦迟多为里寒。浮弦可见于支饮，沉
弦可见于悬饮。寸部弦脉可见头痛，尺部弦脉可见腹痛。紧
脉主寒证、痛证。浮紧为表寒，沉紧为里寒。长脉为平人之
脉，短脉属病脉。脉短为气虚血少，脉大可为正虚邪进，浮
长属风痫为病，沉短为宿食内停。气血虚亏可见脉虚，气血
壅盛可见脉实。洪脉主热证，热盛则阴伤。细脉主湿证，又
可见血液虚亏。脉象缓大者主风病，缓细者主湿病，缓涩者

为血液虚亏，缓滑着为火热内生。脉象濡者为阴精不足，弱小者为阳气虚损；阳虚则外寒，阴虚则内热。寸部微脉多主阳虚，故见怕冷；尺部微脉多主阴虚，故见内热。男子微脉多主阳气虚损，女子微脉多主失血伤阴。寸部为阳，寸部动脉多主汗出过多；尺部为阴，尺部动脉可见发热、疼痛、惊悸、崩漏。革脉可因阳虚感寒、邪正相争所致，在男子可见遗精，在女子可见失血。促脉主阳盛，可见脓痛、阳毒。结脉主阴盛，可主疝气、积聚，气血痰食内郁。代脉主阳气衰微，见下利脓血，阴寒内盛，心阳不足，心慌心跳，悸动不安。女子妊娠，有时也可触及代脉，不作病脉论。

【解析】

此段论述了迟脉、数脉、滑脉、涩脉、弦脉、紧脉、缓脉、濡脉、弱脉九种脉象的相兼脉及其主病，也论述了微脉、动脉、革脉、促脉、结脉、代脉六种不同脉象各自的主病。这些内容，虽然在临床上有一定的指导意义，但论及的某种脉主某种具体的病证，并不是绝对的，只能理解为某种脉可以出现在某种病证中，或某种病证可以见到某种脉。所以，对于脉学中所论及的各脉主病，在临床运用中一定要灵活对待，既要以古人的经验为借鉴，指导自己的临床，更要全面收集病史资料，脉症合参，全面分析判断。切忌某种脉主某种病证固定不变的生搬硬套，如果这样，就会使脉诊失去在临床上的真正指导意义。

临床上单一脉象可见，但更多见到的则是相兼脉象。这主要是由临床疾病的复杂性所决定的。所以欲辨清疾病的各种复杂情况，对疾病做出正确的诊断，就必须对该疾病所反

映的脉象，进行认真体察，若属相兼脉，还必须仔细甄别是
哪些单一脉象所组成的。若能把组成该相兼脉的各单一脉象
辨别清楚，那么这个相兼脉象的主证也就清楚了。因为相兼
脉象的主病，实质就是组成该相兼脉的各单一脉象主病的
组合，但不是简单的一加一等于二。只要我们掌握了规律，
临床认真体察辨别脉象，便可认识各种复杂的相兼脉及其
主病。

杂病脉象

【原文】

脉之主病，有宜①不宜。阴阳顺逆，凶吉可推。

中风浮缓，急实则忌。浮滑中痰②，沉迟中气③。

尸厥④沉滑，卒不知人。入脏身冷，入腑身温。

风伤于卫，浮缓有汗。寒伤于营，浮紧无汗。

暑伤于气，脉虚身热。湿伤于血，脉缓细涩。

伤寒热病，脉喜浮洪。沉微涩小，证反必凶。

汗后脉静，身凉⑤则安。汗后脉躁⑥，热甚必难。

阳病见阴，病必危殆；阴病见阳，虽困无害。

上不至关，阴气已绝；下不至关，阳气已竭。

代脉止歇，脏绝倾危；散脉无根，形损难医。

饮食内伤，气口⑦急滑⑧。劳倦内伤，脾脉大弱。

欲知是气，下手脉沉。沉极则伏，涩弱久深。

火郁多沉，滑痰紧食。气涩血芤，数火细湿。

滑主多痰，弦主留饮。热则滑数，寒则弦紧。

浮滑兼风，沉滑兼气。食伤短疾，湿留濡细。

疟⑨脉自弦，弦数者热，弦迟者寒。代散者折⑩。

泄泻下痢⑪，沉小滑弱。实大浮洪，发热则恶⑫。

呕吐反胃，浮滑者昌⑬。弦数紧涩，结肠⑭者亡。

霍乱之候，脉代勿讶⑮。厥逆⑯迟微，是则可怕。

咳嗽多浮，聚肺关胃。沉紧小危，浮濡易治。

喘急息肩⑰，浮滑者顺。沉涩肢寒，散脉逆证。

病热有火，洪数可医。沉微无火，无根⑱者危。

骨蒸⑲发热，脉数而虚。热而涩小，必殒⑳其躯。

劳极诸虚，浮软微弱。土败㉑双弦㉒，火炎急数。

诸病失血，脉必见芤，缓小可喜，数大可忧。

瘀血内蓄，却宜牢大；沉小涩微，反成其害。

遗精白浊㉓，微涩而弱。火盛阴虚，芤濡洪数。

三消㉔之脉，浮大者生；细小微涩，形脱可惊。

小便淋秘，鼻头色黄。涩小无血，数大何妨。

大便燥结，须分气血。阳数而实，阴迟而涩。

癫㉕乃重阴㉖，狂㉗乃重阳㉘。浮洪吉兆，沉急凶殃。

痫脉宜虚，实急者恶。浮阳沉阴，痰滑数热。

喉痹㉙之脉，数热迟寒。缠喉㉚走马㉛，微伏则难。

诸风眩运，有火有痰。左涩死血，右大虚看。

头痛多弦，浮风紧寒。热洪湿细，缓滑厥痰㉜。

气虚弦软，血虚微涩。肾厥㉝弦坚，真痛㉞短涩。

心腹之痛，其类有九。细迟从吉，浮大延久。

疝气弦急，积聚在里。牢急者生，弱积者死。

腰痛之脉，多沉而弦。兼浮者风，兼紧者寒。

弦滑痰饮，濡细肾着[35]。大乃肾虚，沉实闪肭[36]。

脚气有四，迟寒数热。浮滑者风，濡细者湿。

痿病[37]肺虚，脉多微缓。或涩或紧，或细或濡。

风寒湿气，合而为痹[38]。浮涩而紧，三脉乃备。

五疸[39]实热，脉必洪数。涩微属虚，切忌发渴。

脉得诸沉，责其有水；浮气与风，沉石或里。

沉数为阳，沉迟为阴。浮大出厄[40]，虚小可惊。

胀满脉弦，土制于木。湿热数洪，阴寒迟弱。

浮为虚满，紧则中实。浮大可治，虚小危极。

五脏为积，六腑为聚。实强者生，沉细者死。

中恶腹胀，紧细者生。脉若浮大，邪气已深。

痈疽浮数，恶寒发热。若有痛处，痈疽所发。

脉数发热，而痛者阳。不数不热，不疼阴疮。

未溃痈[41]疽[42]，不怕洪大。已溃痈疽，洪大可怕。

肺痈[43]已成，寸数而实。肺痿[44]之形，数而无力。

肺痈色白，脉宜短涩。不宜浮大，唾糊呕血。

肠痈[45]实热，滑数可知。数而不热，关脉芤虚。

微涩而紧，未脓当下。紧数脓成，切不可下。

【提要】　本段详细论述了各种病证的脉象。

【注释】

① 宜：适合，应当。此处指脉与症的属性表现相一致，也称脉症相应。如阴脉对阴症。假若阴脉反见阳症，则为不宜，也称脉症相失。

②中痰：又名湿中，痰中。中医病名，类中风类型之一。多由湿盛生痰，痰生风热而致病。症见猝然眩晕，发麻，昏倒不省人事，舌本强直，喉中痰声，四肢不举等症。

③中气：亦称气中。中医病名，属类中风类型之一。多因情志郁结，或怒动肝气，气逆上行所致。症见突然仆倒，昏迷不省人事，牙关紧闭，手足拘挛等，其状极似中风，但身凉不温，口内无痰声（或有痰涎也不多），与中风有别。

④尸厥：中医古病名，为厥证之一。指突然昏倒，不省人事，状如昏死的恶候。或兼见手足逆冷，肌肤粟起，头面青黑，精神恍惚不宁，或错言妄语，牙紧口噤，头眩晕倒，呼吸低微而不连续等表现。

⑤身凉：热势退后身体凉爽。

⑥脉躁：指脉来去迅速，指下有一种急数躁动之感。

⑦气口：指寸口脉。

⑧急滑：急，即紧之意。急滑即紧滑。

⑨疟：指病名。即疟疾。临床以间歇性寒战、高热、汗出为特征的一种病。《黄帝内经》将疟疾也称"疟"。

⑩折：折寿。生命不能长久之意。

⑪下痢：病证名。解释有二：一指对泄泻与痢疾的通称；二指痢疾。

⑫恶：讨厌，厌恶。此处指疾病恶化，后果严重。

⑬昌：昌盛，兴旺。此处指疾病轻，预后好，为吉兆。

⑭结肠：病证名。精血两伤，大便秘结。

⑮讶：惊讶。

⑯厥逆：详见七言脉诀中涩脉主病条文。

⑰ 息肩：喘息急迫，呼吸困难，需抬举两肩来帮助呼吸。通常称张口抬肩。

⑱ 根：指根本。是平脉的特点之一。指尺脉沉取有力。

⑲ 骨蒸：也称骨蒸热。指自觉发热，热势好像从骨内向外蒸发，多属阴虚内热所致。

⑳ 殒（yǔn 允）：死亡。

㉑ 土败：指脾气衰败。

㉒ 双弦：指左右两手关部脉俱弦。

㉓ 白浊：病证名。指小便色白浑浊，溺时并无尿道涩痛。多因脾胃湿热下注膀胱所致。另外，也有认为白浊指尿道口常滴出白色浊物，小便涩痛明显，但尿不浑浊。此多因酒色无度，败精瘀阻，或肾精亏损，相火妄动，败精夹火而出。或由于湿热流注精室而发病。

㉔ 三消：指消渴病。类似于现代医学的糖尿病。

㉕ 癫：属病名。为精神病的一种类型。症见精神抑郁，表情淡漠，喃喃自语，哭笑无常，幻想幻觉，言语错乱，不知秽洁，不思饮食，舌苔白腻，脉滑等。多因情志不遂，气机郁滞，痰气交结，蒙闭心神所致。

㉖ 重（chóng 虫）阴：解释有三。一指阴之极；二指两种属阴的事物或现象重叠出现。如癫疾之发，多因情志郁结，内伤五脏，故属阴，又加之痰浊阻滞，蒙闭心窍也属阴；三指寸口部的脉与尺部的脉均出现阴脉者为重阴。

㉗ 狂：属病名。为精神病的一种类型。症见狂躁易怒，打人毁物，登高而歌，弃衣而走，不避亲疏，力逾常人等。多因大怒伤肝，气郁化火，痰火互结，扰乱心神所致。也可

因饮食失节或先天遗传所致。

㉘ 重阳：解释有三。一指阳之极；二指两种属阳的事物或现象重叠出现，如狂症为阳邪（火热或痰火）内扰阳明（阳邪加于阳经）为重阳；三指寸口部的脉与尺部的脉都出现阳脉者为重阳。

㉙ 喉痹：病名。一指咽喉肿痛病证的统称；二指发病及病程演变不危急，咽喉红肿疼痛较轻，并有轻度吞咽不顺或声音低哑、寒热等证。外感、内伤均可引起，外感以风热居多，内伤以阴虚为常见。

㉚ 缠喉：病名。又称缠喉风。症见喉关内外红肿疼痛，红丝缠绕，局部麻痒甚者连及胸前，项强如蛇缠绕；若漫肿深延至会厌及喉部，则呼吸困难，痰鸣气促，胸膈气紧，牙关拘急，类似咽旁脓肿及脓肿颌下炎等。

㉛ 走马：病名。走马者言其迅速之至。症见头痛身疼，面赤唇红，颈项肿痛，牙关紧闭，痰声如拽锯，声音嘶哑，饮食汤药阻隔不下。又名急喉风、走马喉风。

㉜ 厥痰：痰厥。属厥证之一。因痰盛气闭而引起的四肢厥冷，甚至昏厥的病证。

㉝ 肾厥：指肾中阴寒之气上逆。

㉞ 真痛：病证名。属头痛证之一。主要症状为头痛剧烈难忍，连脑颅尽痛，手足厥冷至肘膝关节以上。古人认为其病因多由邪入脑颅所致。脑为髓海，真气所聚，受邪则痛不可忍，为头痛中之危重病证。其中有些可能和颅内疾患（如颅内肿瘤等）有关。又名真头痛。

㉟ 肾着：病名。多由肾虚寒湿内著所致。症见腰部冷痛

重着，转侧不利，虽静卧亦不减，遇阴雨则加重。

㊱ 胂（nà那）：肥软的意思。这里指腰部的肌肉而言。

㊲ 痿病：病名。指肢体筋脉弛缓，软弱无力，严重的手不能握物，足不能任身，肘、腕、膝、踝等关节如觉脱失，渐至肌肉萎缩而不能随意运动的一种病证。

㊳ 痹：病名。指风寒湿邪侵袭肢体、凝滞关节，而致肢节疼痛、沉重、屈伸不利的病证。

㊴ 疸：病名。指全身发黄的病。俗称"黄疸"。

㊵ 厄：困苦灾难，危险境地。

㊶ 痈：属外科疮疡一类病变的范畴。症见红肿高起，根盘紧束，灼热疼痛。多因湿热火毒内蕴，气血壅滞，热盛肉腐而成。

㊷ 疽：属外科疮疡一类病变的范畴。症见漫肿无头，肤色不变，不热少痛。多由气血虚而寒痰凝滞，或五脏风毒积热，攻注于肌肉、内脏筋骨所致。

㊸ 肺痈：病名。肺部生痈疡而咳吐脓血的病证。多由外感风热邪毒，壅阻于肺，热壅血瘀，郁结成痈，久则化脓所致。临床表现有发热寒战，咳嗽胸痛，气急，吐出腥臭脓性黏痰，甚则咳吐脓血。可见于肺脓肿、支气管扩张等疾患。

㊹ 肺痿：病名。指肺叶枯萎，而以咳吐浊唾涎沫为主症的慢性虚弱疾患。多因燥热熏灼，久咳伤肺，或其他疾病误治之后，重伤津液，肺失濡润，渐至枯萎不荣所致。临床表现有咳嗽，吐黏稠涎沫，咳声不扬，动则气喘，口干咽燥，形体消瘦，或见潮热，甚则皮毛干枯，舌干红，脉虚数等症。

㊺ 肠痈：病名。类似于现代医学急性阑尾炎、阑尾周围脓肿等。

【白话解】

脉象主病，应与症合参。脉症相合为宜，脉症不符为不宜。阴证阳证，吉凶顺逆，由脉症变化可进行推测。中风患者，脉应浮缓，若见坚实急数之脉，则为所忌。脉象浮滑，则为中痰。脉象沉迟，则为中气。尸厥病变，脉象沉滑。突然昏倒，不省人事。邪中五脏，身凉肢冷。邪中六腑，则身体尚温。风邪伤及卫分，则脉象浮缓，身有汗出。寒邪伤及营分，则脉象浮紧，腠理致密无汗。暑邪伤人，直入气分，脉见虚象，身体有热。湿邪伤及血分，脉缓而细涩。伤于寒邪，入里化热，脉当出现浮洪，若见沉微涩小之象，则疾病反见凶象。汗出之后，脉来平静，热退身凉，则病趋痊愈。若汗出之后，脉来躁急，则热势加重，治疗尚难。散脉散漫，无根可寻，说明形体衰竭，难以医治。阳病见阴脉，病变必定转危。阴病见阳脉，虽一时病重，但尚无大碍。脉跳仅见于尺而上不及关部者，说明阴气衰绝于下。脉跳仅见于寸而下不及关者，说明阳气竭绝于上。代脉有歇止，说明脏气衰绝，生命将危。散脉散漫，无根可寻，说明形体衰损，难以医治。饮食失宜所致的内伤疾患，气口多见急滑之象。劳倦太过所致的内伤疾患，脾脉大而无力。若是伤及于气，则脉见沉象。沉脉进一步发展，则见伏象，若兼涩弱，则表明病久而深。火郁于内不能外达，脉也可出现沉象。滑脉主痰，紧脉为伤食。涩脉主气滞，芤脉为失血。数脉为有火，细脉为兼湿。滑脉痰饮内盛，弦脉是留饮不去。兼热则脉滑而数，兼寒则脉弦而紧。脉象浮滑为兼有风邪，脉象沉滑为兼有气滞。伤于饮食，则脉来短而疾；湿浊内阻，则脉来软而细。弦脉主疟，为疟病应见之脉。弦而兼数为有热，弦而兼迟为有寒。若见代、散，则表明正气大亏，病见危象。腹泻痢疾患者，脉象应见沉小滑弱。若见实大浮洪之象，并有身热之症，则为病重。呕吐反胃患者，得浮滑之脉为佳，表明病情尚轻。若见弦数紧涩，肠结便秘，则为正气大亏，预后不良。霍乱的病变，若见代脉不必惊讶；若见四肢厥冷，脉象迟微，则是最为可怕的。咳嗽病变，病位在肺，脉多见浮象，是病邪聚于胃上犯于肺所致；若见沉紧之象，为病危之兆；若见浮软之象，则病轻易治。喘息急促，张口抬肩，脉见浮滑之象的，为病顺症轻之兆。若脉见沉涩之象而四肢寒冷的、若兼见散脉的，为病逆难治之象。火热咳嗽，若脉来散漫，无根可寻，则为病危之象。骨蒸发热，脉数而虚。若发热而见涩小之脉，则为生命危险之兆。五劳六极诸种虚损，脉象应见浮软微弱。若双手关脉均见弦象，则为脾气衰败的表现。若见急数之脉，则为火热内盛的表现。诸种失血病证，必会出现芤脉。若脉来缓小，是一种较好的现象。若脉来数大，则为病情发展加重，令人忧虑之象。瘀血停于内，脉象宜见牢大。若是沉小涩微，则是病情较重的表现。遗精白浊之病，脉应微涩而弱。若是火盛伤阴，阴液亏虚，则脉必芤软洪数。三消病变，脉象浮大，为脉症相应，尚可救治。若脉见细小微涩，形体消瘦，则为病重的现象。淋闭的病证，鼻头颜色发黄，脉来涩小，为精血大伤；脉来数大，为脉症相应，妨碍不大。大便干燥秘结，要辨别属气属血。在气属阳，脉微而实；在血属阴，脉迟而涩。癫病为阴邪太盛所致，狂病为阳邪盛极引起。脉象浮洪为脉症相应，是病顺的表现；脉象沉急为脉症不和，是病逆的表现。痫病患者脉象宜虚，若见实脉则为凶象。脉浮为阳证，脉沉为阴证；脉滑为痰证，脉数为热证。喉痹的脉象，数为有热，迟为有寒。缠喉风、走马喉痹，均为喉痹重证，若脉来微伏，则为难治之病。诸种内风眩晕，病因有火有痰。左脉见涩，多为瘀血；右脉见大，多为虚损。头痛之脉，多见弦象。浮脉为风，紧脉为寒。有热则脉洪，湿阻则脉细，暑伤则脉缓，痰停则脉滑，气虚则脉弦而软，血亏则脉微而涩。肾气厥逆，脉来弦坚；真头痛发作，则脉来短涩。心腹疼痛，共有九种，脉来细迟的，可望速愈；脉来浮大的，将迁延难愈。疝气之脉，弦急有力，为积聚在内所致；脉见牢急者，尚有生机；脉见弱急者，则为难医。腰痛的脉象，多为沉弦；若兼浮者，为有风邪；兼紧者，为有寒邪。脉弦滑者，为有痰饮。脉象软细者，是为肾着。脉大为肾虚，沉实为闪挫外伤。脚气病变，分为四种：迟脉为寒，数脉为热；浮而滑者为有风邪，软而细者为有湿阻。痿证患者，为肺虚所致，脉象多见微缓，或兼见有涩、紧、细、软。风寒湿三邪侵犯人体，留著关节不去，就会引起痹证。痹证的脉象，为浮、涩、紧三脉并见。疸病有五，为实热所致，所以脉象必见洪数；若兼涩微，则为虚热；若又见口渴，则为热盛液亏之象，病变恶化，最忌出现。水肿病变，脉见沉象；得浮则为风水或气水，得沉则为石水或里水；沉而数者为阳水，沉而迟者为阴水；脉象浮大则为向愈征兆；脉象虚小，为病重表现。胀满的病变，脉见弦象，为脾受肝乘所致；若由湿热所致，则脉象洪数；若由阴寒引起，则脉象迟弱。脉浮为虚胀，脉紧为实胀。胀满脉见浮大者为可治之脉，脉见虚小的则为病危之脉。积病在五脏，聚病在六腑。脉见实强者，病情较轻；脉见沉细者，病变极重。中恶出现腹胀，脉象紧而细者，病轻尚有生机；脉象若见浮大，则说明邪气入里已深。痈疽脉象，多为浮散，并兼见恶寒发热；若局部出现疼痛，就是痈疽所发的部位。脉数兼见发热疼痛的，为阳证；脉象不数，不兼发热疼痛的，为阴证。痈疽未溃之时，脉象洪大为脉证相符，并不可怕；但已溃破的痈疽患者出现洪大之脉，说明毒热未尽而气血已伤，要引起重视。肺痈病变发生后，寸脉数而实。肺痿的脉象，数而无力。肺痈患者，面色发白，脉象宜见短涩，不宜出现浮大；若见浮大之脉，还会出现咳唾浊痰、脓血。肠痈为实热病变，脉象应见滑数；若数而无力，则非实热，关脉芤而虚；若脉象微涩而紧，则是尚未成脓，应当用下法治疗；脉见紧数，则是已经成脓，切不可用下法治疗。

【解析】

此段论述颇为详具，涉及的病种有霍乱、疟疾、泄泻、反胃、痉证、厥证、眩晕、心痛、喉痹、喘证、呕吐、咳嗽、肺痿、肺痈、痈、疽、遗精、淋证、癃闭、腰痛、消渴、疝气、积聚、黄疸、癫、狂、痫等。

此段明确地提出了根据脉症的宜与不宜来判断疾病的轻重预后方法，即当分清脉症相合，还是脉症相逆最为关键。试图强调切脉的精确性，突出"决"的特点。这对于临床诊断有一定意义，但要灵活运用，综合其他症状考虑。

　　本段中论述了诸般病证的脉象，有些内容与现代医学临床表现颇为一致，如大失血早期常见芤脉，这是由于大量而急骤的失血，机体代偿功能尚未产生，脉道呈现空虚状态所致。但当机体代偿功能产生，周围血管收缩，这种中空的芤脉便会消失，而出现细脉（小脉）等，这些与临床实际是十分切合的。然而有些内容的提法也颇让人费解，如遗精、白浊的病证无论是由于阴精亏虚、虚火内盛所致，还是因遗精、白浊而致阴精亏虚、虚火内盛，一般都应以脉细数为常见。而芤脉，一般出现多为大量而急剧的失血伤阴早期，体内血液或阴精暴伤，代偿功能尚未产生而形成。然而，若由遗精或白浊这种每次少量的伤及阴精，就从其量上来看，恐怕难以达到形成芤脉的程度。假使由于久病遗精或白浊，使阴精耗伤的程度不断加重，这种情况下，机体的代偿功能也早已形成，恐怕也难见到芤脉。所以类似这些内容有待读者于临床上进一步验证。

　　此段所述不同的病证，由于其产生的具体致病因素不同，所以同一疾病可表现为不同的脉象。临证诊治时可根据其不同的脉象，推断其不同病因而审因论治。

　　对"癫乃重阴，狂乃重阳"的不同理解："癫乃重阴，狂乃重阳"源自《难经》二十难。原文为："重阳者狂，重阴者癫。"由此可见，狂的产生以重阳为基础，癫的形成是以重阴为基础。然而，到底何谓"重阴""重阳"，历来有不同解释。可归纳为以下几种：其一，"重"作"极"讲，"重阴"当指阴之极，"重阳"应为阳之极；其二，"重"指两种事物或现象的重叠出现，"重阴"当指属阴的两种事物或现象重叠出现，"重阳"则为属阳的两种事物或现象的重叠出现。在对第二种解释中，就其重叠出现属性相同的两种事物或现象的认识也不一致。一种认为指病因病机，癫疾之发，多为情志郁结、内伤五脏，故属阴，又加之痰浊阻滞，蒙闭心窍亦属阴，二阴交结而成重阴；狂证多为火热之邪内扰阳明、逆乱神明，这种阳邪加于阳脉则为重阳而发狂。另一种认为指脉象，认为寸口部的寸脉与尺脉均呈现阳脉者为重阳，寸脉与尺脉均呈现阴脉者为重阴。其三，认为"重阴者癫，重阳者狂"，是对癫与狂两种病证的相互鉴别。综合癫与狂两病的临床实际来看，上述各种不同的解释，似乎以病因病机来讲较为恰当。

癫、狂、痫三病的鉴别：癫病是一种精神失常的疾病，病位在神机，与肝、胆、心、脾有关，情志所伤、痰气郁结与先天性遗传为主要致病因素，脏气不平、阴阳失调、神机逆乱是其病机所在。临床上以精神抑郁，表情淡漠，沉默痴呆，喃喃自语，语无伦次，喜静而少动为其特征。治以理气解郁，畅达神机为其大法。同时应配合心理疗法，移情易性，宽慰开导，消除抑郁，这也是治疗癫病的基本原则之一。狂病也是精神失常的一种病变，病因上多系七情内伤或先天因素而致痰火暴亢、扰乱心神、神机失司，其病位在神机，与心、肝、胆、脾关系密切。临床上以精神亢奋、躁扰不宁、骂詈毁物、狂躁动而多怒，甚至伤害他人为特征。治疗本病，常以降火（泻火）豁痰治其标，调整阴阳，恢复神机以治其本作为治疗大法。同时心理疏导，移情易性也是除药物治疗外不可缺少的。癫与狂二病虽然在病因、病机、临床表现、病变性质等方面有所不同，但若反复发作、治之不当或久治不愈，二者之间也可互相转化，癫病可以转化为狂病，狂病也可转化为癫病。无论癫病转为狂病，或狂病转为癫病，均预后较差，所以临床贵在早期诊治。

痫病系指脏腑受伤、神机受累、元神失控所致。本病是以突然意识丧失，发则仆倒，不省人事，两目上视，口吐白沫，四肢抽搐，或口中怪叫，移时苏醒，一如常人为主要临床表现的一种发作性神志异常疾病。其病因多为突然受到惊恐，饮食所伤，先天遗传（或畸形或不足）以及外伤等所致。其病位在头脑，与心、肝、脾、肾有关。治疗时当以急则开窍醒神以治其标、控制其发作，缓则祛邪补虚以治其本；多以调气豁痰，平肝息风，通络解痉，清泻肝火，补益心脾肝肾等法治之。该病病程一般较长，应坚持长期调理与正确地用药，尤其应重视休止期的治疗和精神、饮食调理，防止频繁发作，对疾病的发展预后有重要意义。

总之，此段对内伤外感杂病脉象做了较全面的总结，具有较高的临床价值。但我们也应注意到，由于作者编写体例的原因、文字运用的局限，以四言诀的文字表述为形式，又以脉象为着重点，定有表述不详之处。这一点，读者学习时一定要注意。只有在临床实践中亲身总结，才能理解透彻，运用自如。

妇人脉法

【原文】

妇人之脉，以血为本，血旺易胎，气旺难孕。

少阴动甚，谓之有子。尺脉滑利，妊娠可喜①。

滑疾不散，胎必三月。但疾不散，五月可别。

左疾为男，右疾为女。女腹如箕，男腹如釜。

欲产之脉，其至离经②。水下乃产，未下勿惊。

新产之脉，缓滑③为吉。实大弦牢，有症则逆④。

小儿之脉，七至为平。更察色症，与虎口纹⑤。

【提要】 此段讲妇女孕、产正常与异常之脉以及小儿诊脉特点。

【注释】

① 少阴动甚，谓之有子。尺脉滑利，妊娠可喜：言妇女手少阴心经之脉，即左手寸部脉呈现往来流利之滑脉象，进而尺关脉出现滑脉，是为妊娠征象。因寸脉属心、尺脉属肾，心主血脉、肾主藏精，精血调和，便能养胎。

② 离经：意指与平常脉象差异很大。

③ 缓滑：产后见缓滑脉，是气血未大伤的表现。

④ 实大弦牢，有症则逆：若产后脉见实、大、弦、牢，甚或出现风病、痉病时，是正气初虚，又感外邪，是为逆证。

⑤ 更察色症，与虎口纹：因小儿不能表述，故当面色、症状、虎口纹等合参，方可断证。虎口纹，指小儿食指络

脉，看此可察疾病有无。

【白话解】

女性的生理活动以血为本，气血旺盛则容易受胎，阳气过旺却难以受孕。少阴之脉搏动数急，往来流利，为有孕之脉，尺脉滑利，则为妊娠之象。滑数而兼散象，则受孕已达三月。只有疾象而不散，则怀胎已五月有余。左脉疾数者胎儿为男，右脉疾数者胎儿为女。腹部胀大如箕的，预示胎儿可能为女；腹部膨隆如釜底，预示胎儿可能为男。临产之脉，其至数与常人之脉有别，羊水得下即可生产，羊水未下也不必惊慌。生产之后，脉以缓滑为吉。若见实大弦牢，并伴有不适感的，则为逆证。

小儿的脉象，一息七至为正常，非病脉。诊察小儿时，更应观察面色变化和食指络脉形态颜色。

【解析】

此段主要论述了妊娠脉、临产脉、产后脉三部分内容。关于妊娠脉的认识，此段只提出了"少阴脉动甚"的观点。但从《黄帝内经》中对妊娠脉象认识的记载来看，这种"少阴脉动甚"只是其中的一种。另外还有"身有病而无邪脉"、以其寸口脉出现"阴搏阳别"的变化均是妊娠脉的征象。所谓"身有病而无邪脉"，是指妇女突然停经，并有饮食口味异常，如食欲不振、嗜食酸、恶心、呕吐等类似疾病的一些早孕反应，而脉象却无异常表现，此时应考虑妊娠的可能。这种认识见于《素问·腹中论》篇，如本篇记载："何以知怀子之且生也？岐伯曰：身有病而无邪脉也。"这里的"无邪脉"即为脉象正常之意。关于妊娠脉表现为"阴搏阳别"

的观点，仍源于《黄帝内经》这部书中，如《素问·阴阳别论》曰："阴搏阳别，谓之有子。"然而这里所说的"阴搏阳别"究竟是指什么样的脉象呢？对其的理解，唐·王冰在《重广补注黄帝内经素问》中说："阴，谓尺中也。搏，谓搏触于手也。尺脉搏击，与寸口殊别，阳气挺扬，则为有妊之兆。何者？阴中有别阳故。"综上可见，"阴搏阳别"实指妇女寸口脉的尺部滑数有力（阴搏），与寸部脉搏动力微而并不搏指明显有别（阳别）。妇女在突然停经后见到这种脉象，同样说明已经怀孕。对于"少阴脉动甚"这一妊娠脉的认识，就其"少阴脉"的部位，历代医家观点不一，可归纳为以下三种：第一种认为是寸口脉的左寸脉部，这一观点可见于《素问·平人气象论》中。如本篇指出："妇人手少阴脉动者，妊子也。"手少阴脉即指心脉。其道理是左手寸部脉属心，妊娠后月事停止而聚血以养胎，体内血液相对充盛，心主血，鼓血旺则心脉搏动明显。第二种认为是指两手尺部，此观点主要来源于《素问·阴阳别论》中"阴搏阳别，谓之有子"一语。因为尺脉为阴，配属于肾，肾藏精气，又主胎妊，所以怀孕后肾脉当旺，故尺脉明显区别于寸脉。第三种认为是指神门穴处的动脉，这一观点来源于王冰的《重广补注黄帝内经素问》，书中指出："手少阴脉，谓掌后陷中者，当小指动而应手也。"显然，王冰也是将少阴理解为手少阴，这一点则与《素问·平人气象论》解释相同。然而在对"脉动甚"的具体部位的认识上，王冰则认为是手少阴心经的原穴即神门穴处的动脉。其理由是心主血，妊娠后血聚而养胎，胎儿鼓动，所以心脉的神门处脉动明显。

综上所述，虽然对妊娠脉的认识不同，但从理论上来看都有一定的道理。然而，这三种观点到底哪一种更切合临床实际，对于妊娠诊断更有参考价值，只有通过临床进一步地观察、研究，在此基础上才能做出科学的判断。

此段中还提出孕妇临产时可表现出"离经"之脉。正由于"离经"之脉是临产前的一种脉象表现，所以古代医家将观察孕妇脉象是否出现"离经"而作为判断是否临产的一种依据。究竟何谓"离经"之脉？目前有人单以中指顶节两旁动脉的异常搏动称为离经脉。"离经"脉形成的原因，可能因临盆时产妇高度精神紧张、努挣忍痛等导致气血发生相应改变，使原来的脉象变异所形成。

现代医学影像学超声波诊断、实验室检查技术已相当成熟，无论是妊娠脉、还是临产脉，都只供参考。

此段还阐述了小儿脉法。其中明确提出小儿脉率明显不同于成人脉率。小儿脉率的特点是：新生儿120～140次/分，1～5岁90～120次/分，6～9岁80～100次/分，10～12岁70～90次/分。由于小儿脏腑娇嫩、神气怯弱，且脉部短小、加之诊病时常不易与医生合作，常有哭闹或躁动不宁，所以其脉息难平。因此，诊小儿脉不能够像诊成人脉那样，仔细体查二十八脉变化，只须辨别六纲，即浮、沉、迟、数、虚、实六个方面的变化。同时必须注意与其他诊法相参，结合全身症状综合分析判断。诊察小儿，最主要的手段就是诊察"虎口纹"，即小儿食指络脉，又称"小儿指纹"。这种方法之所以能辅助切脉，作为3岁以下小儿的诊病方法之一，其理论根据是：寸口脉属手太阴肺经，为脉之大会，能反映人体脏腑气血阴阳的变化；而食指内侧的络脉是手太阴肺经的分支，所以诊小儿食指络脉，与诊成人寸口脉原理相同。加之3岁以下小儿皮肤薄嫩，络脉显而易见，同时络脉的形状、色泽变化一般不受小儿哭闹、躁动等因素的影响，所以把它作为观察判断小儿疾病的一个窗口是有科学道理的。正常小儿的食指络脉，隐隐显露于食指掌侧前缘，掌指横纹附近，色淡红略紫。病理情况下，主要是通过观察此部位的色泽、长短、形状等方面的异常变化，以诊察病邪的性质和深浅，判断气血阴阳的盛衰，推测疾病的轻重吉凶等。这种诊病方法，至今仍被儿科临床诊病所运用。

现代医学的解释是，正常小儿的指纹颜色一般较淡，以红及淡紫色为多见。贫血和营养不良时血红蛋白含量下降，红细胞减少，血色变浅，则指纹颜色亦淡。寒证时，机体代谢率降低，耗氧少，血红蛋白及还原血红蛋白均少，故指纹多呈淡红。高热时，机体耗氧量增加，红细胞增加，静脉中二氧化碳含量亦增，指纹色深。缺氧时，还原血红蛋白量升高，指纹颜色多呈暗红、青紫，甚则为黑。某些中毒能使血色发生改变，如一氧化碳中毒时指纹现红色，亚硝酸盐、苯胺、磺胺类中毒，可使指纹呈青紫色。此外，指纹的颜色也往往受皮肤色素的影响。

指纹的形状，在健康小儿多为短小且呈单支、隐现于风关之内，患病后多有改变。指纹的改变往往与循环、呼吸、神经系统的功能障碍及营养不良等有较为密切的关系。此外，食指络脉解剖异位也是指纹变形变异的重要原因。指纹的浮沉与体态的肥瘦、机体之反应性及固有静脉的深浅等有关。

指纹的淡滞与血液的通畅与否有关。淡，指纹色淡，血液通畅；滞，指纹不畅，按之不退。淡滞定虚实是有一定意义的。一般认为指纹的充盈变化可能与静脉压的变化有关。所以在心力衰竭、重症肺炎以及机体微循环障碍时，血液动力学改变，组织缺氧、静脉压升高，都可以造成指纹向命关伸展。指纹的色泽，当缺氧严重、血中还原血红蛋白增高，指纹的青紫也就越明显；而贫血小儿由于血红蛋白减少，其指纹颜色就淡了。

绝大多数小儿指纹左右对称，男女没有差别。营养发育较差和病情严重的小儿，达命关的比例较高。在指纹颜色方面，营养不良小儿，皮下脂肪少者，纹多浮露、纤细者，多属"虚寒"之象。不论病儿或健康小儿，其纹色多以紫色为多，其次为青。浮沉方面，浮者多见，而纹形与疾病关系不明显。

对于诊察指纹的适用年龄，以小儿弥月至 3 岁为宜。一般来说，3 岁以下的小儿指纹较为清楚，尤其 1 岁以下婴儿更为明显。但也有人认为诊小儿指纹的方法，应推广至学龄前期，乃至 5～10 岁。

"左疾为男，右疾为女。女腹如箕，男腹如釜"，前人虽有此说，有待论证，只供参考。

奇经八脉诊法

【原文】

奇经八脉 ①，其诊又别。直上直下 ②，浮则为督，牢则为冲，紧则任脉。寸左右弹，阳跷可决。尺左右弹，阴跷可别。关左右弹，带脉当决。尺外斜上，至寸阴维。尺内斜上，至寸阳维。督脉为病，脊强 ③ 癫痫。任脉为病，七疝 ④ 瘕坚。冲脉为病，逆气里急。带主带下，脐痛精失。阳维寒热，目眩僵仆。阴维心痛，胸胁刺筑 ⑤。阳跷为病，阳缓阴急。阴跷为病，阴缓阳急。癫痫瘈疭 ⑥，寒热恍惚。八脉脉症，各有所属。平人无脉，移于外络。兄位弟乘，阳溪列缺。

【提要】　此段主要论述奇经八脉的脉象与主病。

【注释】

① 奇经八脉：奇者，异也。奇经即异于十二经的另一类经脉，这样的经脉共有八条，合称奇经八脉，包括督脉、任脉、冲脉、带脉、阳跷脉、阴跷脉、阳维脉、阴维脉。

② 直上直下：指奇经八脉的走向直上直下。

③ 脊强：腰脊强直。

④ 七疝：疝的七种类型的总称。即水疝、狐疝、气疝、血疝、寒疝、㿉疝、筋疝七种。

⑤ 筑：跳动，悸动。

⑥ 瘈疭：肢体伸缩交替，抽动不已者，又称抽搐，俗称

"抽风"。瘛,筋脉拘急而收缩;疭,筋脉缓纵而弛张。

【白话解】

奇经八脉的诊法又有不同。若其脉直上直下,浮为督脉病变,牢为冲脉病变,紧为任脉病变。寸部脉左右弹动为阳跷脉病变。尺部脉左右弹动为阴跷脉病变。关部脉左右弹动为带脉病变。尺部脉向外侧斜上至寸部为阴维脉病变。尺部脉向内侧斜上至寸部为阳维脉病变。

督脉为病,见颈项脊背强直,或见癫证和痫证。任脉为病,见各种疝证或体内积块。冲脉为病,见气逆上冲,心腹急痛。带脉为病,主女子带下,男子遗精。阳维脉为病,见恶寒发热,眩晕昏厥。阴维脉为病,见心胸两胁刺痛。阴阳跷脉为病,既可见经脉拘挛,又可见经脉弛缓。

至于癫痫、肢体抽搐、恶寒发热、精神恍惚,均分属奇经八脉病变。平人在寸口部触及不到脉搏,可能是脉位移于外侧,如出现在阳溪、列缺等部,称为"反关脉"和"斜飞脉"。

【解析】

前文已经论及,诊脉采取"独取寸口"的原理:寸口为手太阴肺经之动脉,而百脉均朝会于肺,五脏六腑之气亦终始于此。因此,气血及脏腑之气运行的情况,均能从寸口脉象上反映出来。所以寸口脉可断五脏六腑及十二经脉的疾病。奇经八脉纵横交错地循行分布于十二经脉之间,其主要作用体现在两方面:其一,沟通了十二经脉之间的联系;其二,对十二经脉气血有着蓄积和渗灌的调节作用。但从历史文献和临床上看,奇经八脉的脉象和主病应用较少,更多的是运用于针灸学领域，故奇经八脉的脉象应用当参考对待。

以下介绍奇经八脉受病之病机和临床应用。

1. 督脉：督脉循身之背，入络于脑。如果督脉脉气失调，就会出现"实则脊强，虚则头痛"的病证，症见拘挛、震颤、抽搐、中风不语、癫痫、癫狂、头痛、目赤肿痛流泪、腿膝腰背疼痛、颈项强直、伤寒、咽喉牙齿肿痛、手足麻木、破伤风、盗汗等。

2. 任脉：任脉在颈颅面部的经穴主治失语、喘息、面瘫、齿痛等症。任脉在胸部的经穴主治心肺病证：胸闷、气短、咳喘、喘息、胸痛、呃逆等。任脉在脘腹部的经穴主治胃肠疾患：腹胀、腹痛、肠鸣、腹泻、胃痛呕吐、纳谷不思、水肿、痛证、脾胃虚弱等。

3. 冲脉：由于冲脉没有自身的腧穴，所以在临床治疗上常常被忽视。根据冲脉的功能和病证的阐述，我们在治疗妇科疾患时可根据冲任之气血盛衰辨证；在内科治疗足少阴肾经之疾患时，亦常联系冲脉之证辨之。

4. 带脉：带脉主少腹疼痛、拘急，腰腹酸痛，赤白带下，月经不调，女子不孕，男子失精等症。临床上妇科疾患多见。

5. 阴跷、阳跷脉：阴跷脉与阳跷脉主要是用于治疗癫痫病，但二者有所区别：阳跷病证之癫痫属阳证，发于昼间，其证与足太阳膀胱经相关；阴跷病证之癫痫属于阴证，发于夜间，其证与足少阴肾经相关。除此之外，阴阳跷脉之病证均与其他相关经脉病证相关，常被忽视。在治疗中风偏瘫、风湿痹证、转筋麻木、疝气崩漏等病证时，应考虑阴阳跷脉的作用。

6. 阴维、阳维脉：阴维、阳维脉不仅可以主治外感表证，也用于内脏疾病的治疗。在治疗营卫不和的表证时，若见恶寒发热等症状，常应考虑到系阳维脉发病，卫气不固而致。在治疗心痛之里证时，也应想到系阴维脉发病而出现的里实证。治疗腰痛病时要考虑阴阳维脉皆能令人患腰痛证，当取阴阳维脉之始穴治之。

真脏绝脉

【原文】

病脉既明，吉凶当别。经脉之外，又有真脉[①]。

肝绝之脉，循[②]刀责责[③]。心绝之脉，转豆[④]躁疾[⑤]。

脾则雀啄，如屋之漏，如水之流，如杯之覆。

肺绝如毛，无根萧索[⑥]。麻子动摇，浮波之合[⑦]。

肾脉将绝，至如省客[⑧]。来如弹石，去如解索[⑨]。

命脉将绝，虾游[⑩]鱼翔[⑪]。至如泉涌，绝在膀胱。

真脉既形，胃已无气。参察色症，断之以臆。

【提要】　此段主要讲述真脏脉的脉象。

【注释】

① 真脉：真脏脉，是五脏功能衰竭，真脏之气外显，失去胃、神、根特点的脉象。由于其主要见于病邪深重、病情危笃的情况下，所以又名"死脉""绝脉""败脉""怪脉"等。

② 循：依照、顺着。此处作"按""摸"讲。

③ 责责：锐利可畏的样子。

④ 转豆：正在转动的豆粒。

⑤ 躁疾：形容脉来去极快无伦。

⑥ 萧索：萧条、冷落。此处指脉沉候无动静。

⑦ 浮波之合：水面上的微波，前后相互叠合，两波界线不能分清。此处形容脉来应指模糊不清。

⑧ 省客：指脉闭塞似无，忽而应指而来。张景岳："如省问之客，或去或来也。"《素问·大奇论》："脉至如省客，省客者，脉塞而鼓，是肾气予不足也。"

⑨ 解索：形容脉来时慢时快，散乱无序，就像朽坏的绳索，解散而纷乱无序。

⑩ 虾游：形容脉来时而浮浅在上，或静中一动，如虾游水中一样。

⑪ 鱼翔：形容脉来频率极快，浮泛无根，似有似无，节律严重不齐，寸口不显，仅见于尺部，如鱼游水中，头定尾摇。

【白话解】

病脉的脉象主病都已明晰，预后吉凶应当可以辨别。而常脉之外，亦有真脏脉断定吉凶。肝的真脏脉，脉来如循刀刃，坚硬而乏柔和。心的真脏脉触之如豆旋转，躁急而少从容。脾的真脏脉如鸟雀啄食，连连数急；又如屋漏残滴，时断时续；又如水流不返；杯覆不收，脉气不继。肺的真脏脉，如触之鸟毛，漂浮无根，缺少生气。肾的真脏脉，如不速之客，来去无常。来如弹石，坚劲而乏柔和；去如解索，散乱而无根基。命门的真脏脉，如虾之游在波，时隐时现；如鱼之翔在水，似有似无。膀胱的真脏脉，如涌出的泉水，有去无来，浮散无根。真脏脉预示患者胃气已无，病情危重，但注意要四诊合参，结合其他见证，综合分析判断，以免误诊。

【解析】

真脏脉一般提示脏腑之气衰竭，胃气败绝的危重证候。有的医家认为真脏脉现，病情危殆，不可救治。但从现代临床实践来看，有少数心脏功能紊乱者，也可暂时出现所谓的"真脏脉"，并不预示病情危重。现代医学发现，病情的危重阶段，可见"真脏脉"；而真脏脉大多见于器质性心脏病导致的心律失常。此外，无器质性病变而心脏功能性失调者，有时亦可出现"真脏脉"，当与胃气衰败、病情危重的"真脏脉"相区别。

关于真脏脉，古今脉学研究多以"十怪脉"论述。"十怪脉"的现代研究成果主要如下。

1. 釜沸脉

特征表现：① 脉浮在皮肤，搏动表浅；② 脉来有出无入，脉率极快，息数俱无；③ 脉律基本规则。现代医学研究表明，釜沸脉是一种心率 180 次 / 分以上，脉率极快，测数困难，脉搏搏动浅表无力，脉律基本规整的脉象。临床上具有突然发作，突然终止的特点。

病理机制：釜沸脉由一种快速率的心律失常所致。临床常见于室上性阵发性心动过速及器质性心脏病，频发的室性心动过速易转化成室颤和室扑而猝死。实验性釜沸脉出现于注射高浓度的异丙肾上腺素后。常常在心率为 181～250 次 / 分出现。由于心率骤然增加，心脏舒张期缩短，心室舒张不全，心室充盈减少，使心脏搏出量下降，血液对血管壁侧压作用明显减弱而出现极端浮而无力的脉象。

釜沸脉出现时的临床表现与心脏有无器质性改变，以及釜沸脉持续时间长短有关。

无器质性心脏病者：① 釜沸脉持续时间短者，有心悸、恐惧、头昏、手足麻木感；② 持续时间长者，如达数日甚至一周者，可出现心衰、休克甚至造成死亡等。有器质性心脏病者出现釜沸脉时，可使原症状加重，见呼吸困难、缺氧、端坐呼吸、血压下降等。冠心病者，可诱发心绞痛，甚至晕厥不省人事等。有的患者可于釜沸脉发生后 20～30 分钟出现多尿现象。

也有些无器质性心脏病的人是由于情绪激动、劳累过度、饮酒过度或吸烟过多等所引发；电解质紊乱时的低钾血症，洋地黄、锑剂中毒，去甲肾上腺素、异丙肾上腺素过量等也可发生釜沸脉。所以临床一定要把釜沸脉象与临床表现、心电图等检查结合起来，综合分析判断，以获得早期、及时、准确地诊断与治疗。

2. 解索脉

特征表现：脉来快慢不等，乍疏乍密，脉力强弱不等，脉律散乱无序，绝无规律。脉率在 90～130 次 / 分。其快慢与强弱交替的象最为明显。现代医学研究表明，解索脉是一种脉律散乱，脉力大小不等，脉率时快时慢反复出现，且脉率紊乱的脉象。解索脉可区分为阵发性与持久性两型。阵发性解索脉发作时间仅为数秒、数小时或数日；持久性解索脉可持续数周、数月甚至数年以上。反复发作的阵发性解索脉可发展为持久性解索脉。阵发性解索脉脉率常较快，而持续性解索脉脉率多在 100 次 / 分以下。

病理机制：解索脉的形成主要为心房颤动所致。心房颤动时，房性冲动到达房室连接组织的绝对和不同阶段的相对不应期，而发生完全性或不完全性干扰。由于房室律不规则，房室连接组织内的不规则传导，而引起心室律快慢不匀和心室搏动强弱不同，使脉率的快慢和强弱不等。当心率 90～130 次 / 分时，解索脉的形象最为明显。出现解索脉的患者 90% 以上患有器质性心脏病，如冠心病、高血压性心脏病、先天性心脏病、房间隔缺损、肺心病、心肌炎、风湿性心脏病等致二尖瓣狭窄及关闭不全的患者常有解索脉。无器质性心脏病者出现解索脉时，临床多表现为阵发性，发作时间大多短暂，症状轻微，预后较好，故可称"良性"或"功能性"解索脉。

3. 雀啄脉

特征表现：连连急数，三五不调，顿然歇止，良久复来，具有反复发作的特征。现代医学研究认为，雀啄脉是一种脉搏连续快速搏动三次以上（或五六次）后出现一次较长时限的歇止，并有频频发作的短阵性不规则脉象。临床上可突然发作，骤然终止，也可由结脉发展而来。因此，雀啄脉是一种短阵频发性结脉、呈三五不调节律的脉象。

病理机制：雀啄脉的形成，主要由于短阵性频发性室上性或室性心动过速所引起。数次过快的心室收缩、心室充盈不足，心脏排血量减少，动脉血压降低，发作时其动脉周期小于 0.37 秒，所以表现为连连急数的有进无退之感。突发骤止，反复发作，发作之后有一段长时限的间歇代偿期。所以脉搏出现三五不调，时而良久复来的特征。雀啄脉患者可见心悸、头晕或颈部胀感，或有焦虑、恐惧感。情志失调、劳伤太过、低血钾、洋地黄中毒等引起的雀啄脉多为短阵房速所致；严重广泛的心肌损害，如急性心肌梗死、心肌缺氧、严重器质性心脏病发生的雀啄脉为短阵性室速所致。测得雀啄脉的，应及时结合心电图及全身性症状综合分析判断，及时采取对应的急救措施，因为这种脉象的出现一般预示着病情的进展或危重。

4. 麻促脉

特征表现：常居沉位，脉来细弱无力，脉律不齐。脉率多在 150 次 / 分以上，有时测数困难。现代医学研究认为，麻促脉是一种严重心律失常时的脉象，脉率快（160 次 / 分以上），脉律极不规整，心室输出量显著减少，血压较低时脉搏细而微弱。

病理机制：麻促脉的产生主要为多源性室性心动过速（紊乱性心室律）时的脉象。多源性室性心律常由多个节奏点控制，此时心室内可能同时存在几种心律失常，如加短阵性室速、心室扑动、心室颤动、多源性室性早搏等。因此，心室律快而又极度紊乱，导致脉律极数，脉律零乱如麻子之纷乱；同时，由于心室律过快，心搏出量低，充盈血管不足，使脉体细弱无力。这种脉象临床可见于器质性心脏病引起心室收缩不协调、阵发性心室搏动和心室颤动。也可见于严重的低钾血症、洋地黄中毒或锑剂中毒，濒危患者若见此脉，预示短时间内发生心室颤动，是死亡先兆。

5. 虾游脉

特征表现：脉位浅在皮肤，如虾游水面之浮；脉来甚急，搏动无力而隐约可见；时而跃然而去，杳然不见。其中后者为主要特征。现代医学研究认为，虾游脉是一种严重的心律失常，脉率160次/分以上，脉位浅而无力。反复出现隐没现象，隐没时血压为零。临床上此种现象持续时间较短，仅数秒或数分钟，是疾病濒危的一种脉象。

病理机制：虾游脉是心脏发生扭转型室性心动过速时的脉象，主要见于低钾血症。由于心肌细胞内的钾离子大量丢失，心肌细胞动作电位产生不同程度的延长，使超长期兴奋性提高，心室自律性亦提高而产生异位心律，出现扭转室速，以致心排血量明显减少，血压和脉搏消失，反复出现，致使脉搏时隐时现，隐隐有形、跃然而去，形成虾游之状。所以与雀啄脉相似，也可能是临终前的脉象。

6. 鱼翔脉

特征表现：脉率极快，浮泛无根，似有似无。现代医学研究认为，鱼翔脉也是一种严重心律失常的脉象，脉率160～200次/分，发作初期脉体尚清楚，持续时间不长则脉突然减弱，脉弱无力呈似有似无现象，可转化为麻促脉或虾游脉。

病理机制：鱼翔脉也是一种严重心律失常而出现的脉象，临床常见于室性心动过速而导致严重的血循环异常。由于心动过速，心室的充盈不足，从而使心排血量减少，动脉压降低，冠状动脉对心肌的供血不足，加上时间短，不利于消除心肌疲劳，而致心肌收缩力降低，脉搏突然潜伏，似有似无。可见于各种心脏实质严重损害的疾病，如风湿性心瓣膜病、冠心病、重症心肌炎、梅毒性心脏病等。

7. 屋漏脉

特征表现：脉来良久一至，如残屋之漏水，脉位于筋肉间，脉律或整或不整。现代医学研究认为，该脉的脉律极慢，一息二至，脉率在 21 ～ 40 次 / 分，多数为 35 次 / 分左右，脉律基本规整的脉象。

病理机制：由于心室率缓慢，心脏舒张时间延长，心室充盈血量大，每搏输出量增加，以致收缩压升高，而舒张压每因心室舒张期延长而降低，造成脉压大，所以脉来如潮水之大，去时则缓而无力，三部脉充盈，有如水冲脉，并伴有手指甲床见毛细血管搏动和颈动脉搏动增强。屋漏脉多由缓慢型的心律失常所致。可见于风湿性心瓣膜病、冠心病、急性心肌梗死、病态窦房结综合征、完全性房室传导阻滞等。若长期屋漏脉者，表示心肌病变弥漫，症状严重，预后较差。因精神过度疲劳、迷走神经张力增强而出现短暂的屋漏脉，预后较好。

8. 弹石脉

特征表现：急促，辟辟凑指，脉体硬而坚。现代医学研究认为，弹石脉是一种脉率快速，脉管发生高度硬化，弹性极差的脉象。触摸血管时毫无柔和及软缓感，同时外周阻力明显增加。

病理机制：由于各种原因产生的动脉粥样硬化，受累动脉表现为内膜有类脂质的沉着，引起血管内膜增生，其后膜的中层逐渐退化或钙化，使动脉失去弹性而变硬，因此触诊感沉，脉管坚硬如石。动脉硬化的病变分布，在体内多为散在的，如肾动脉粥样硬化，可使肾实质缺血、缺氧而分泌大量肾素，使全身细小动脉痉挛及水钠潴留，形成顽固性高血压，累及心脏致左心室扩大、心率加快，或心肌损害、心动过速等，而致脉象辟辟急数，状如弹石。弹石脉是一种无胃气的真脏脉，预示病至晚期，预后较差。

9. 转豆脉

特征表现：脉率快速，难以计数，脉形如豆，辗转如循薏仁，极滑。现代医学研究认为，转豆脉是一种心脏节律过速，血液黏滞度降低，血流加快而出现的一种滑数脉象。

病理机制：该脉象出现在严重贫血时，由于血液携氧量明显减少，从而引起全身组织与器官缺氧而产生相应的变化。血液循环产生明显代偿变化，心搏及动脉与毛细血管搏动加强，脉压增大，循环时间缩短，心排血量增加，红细胞因贫血而压积减小，红细胞沉降率加快，血液黏度降低，血流加快，所以脉出现滑数无力。若恶性疾病进展末期或病毒感染，病理产物所致红细胞表面负荷减少，聚集加大，红细胞沉降率加快，或因发热，心肌受损等，使心动过速，而出现转豆脉。因此转豆脉主要见于严重贫血、病毒性心肌炎、恶性疾病如白血病、红斑狼疮性心肌病等，其出现往往预示疾病的恶化、心肌受累。

10. 偃刀脉

特征表现：脉体坚硬，细而无柔，脉动应指如循刀刃，至数无准。现代医学研究认为，该脉是一种动脉硬化并伴有中小动脉血管紧张度显著增强时出现的血管极细而弦坚的脉搏形象，是一种细弦紧的复合脉。临床上可见于肾性高血压及高肾素型高血压病合并动脉硬化的重型病例。

病理机制：偃刀脉主要由动脉粥样硬化、肾血管病变及肾素分泌过多等引起的严重顽固性高血压。血压水平一般持续较高状态，多在 200/100mmHg，甚至可高达 260mmHg 以上。动物实验也表明：该脉产生是在动脉硬化的基础上，并伴有中小动脉的紧张性高度增强，小动脉过强的收缩，外周血管阻力增加，血管紧张度大，而致脉象呈现极细而弦坚。

十怪脉被古人认为是少神、无根、缺乏胃气的脉象，但从现代医学研究看，其中有功能性的"真脏脉"，并不预示病情危重。以古代的医疗条件、诊断技术，治疗起来确实有很大困难。现代的医疗水平已非古代所能比，很多出现真脏脉的患者，有的可以治愈，有的可以缓解。